女性外来が変える日本の医療

対馬ルリ子［著］

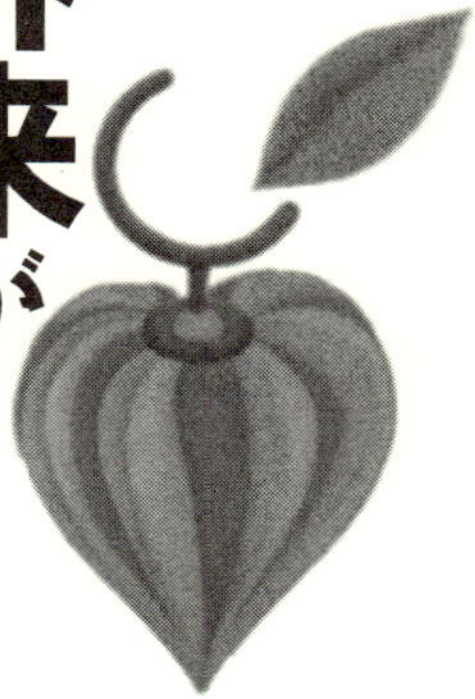

築地書館

目次

3章　日本の母子健康の現状と変化を促す社会的条件

4章 変革のうねりを作る

――「性と健康を考える女性専門家の会」の設立から、総合女性外来の実践まで――

5章　女性たちの話を聞き続けて見えてきたもの

6章　だから私は女性を専門に診る総合医療を目指す

はじめに――私が出会った女性たち

女性外来をやってみたら、たくさんの女性たちが来た。まずは、彼女たちの何人かを紹介しよう。

1．初めて病院に来たという七〇代のAさん

実は、二〇年ほど前から、何かが下のほうから出てきて困っていたが、恥ずかしくて、誰にも相談できなかったという。「こういうところができて診てくれるのを、ずうっと待っていました」と言って、彼女はやってきた。

彼女の困っている症状から、子宮脱であることは、すぐにわかった。わたしは、子宮脱のしくみと治療について説明した。当初、お話だけ、という約束で来院したのだが、「すぐに楽になれる方法もありますが」と話すと、ぜひにと希望され、その日のうちに、リン

グペッサリーという、脱部分を押し上げ押さえる処置をすることになった。

彼女は、晴れ晴れとした様子で帰っていった。

また、少し咳が出るということだったので、血液検査と胸部レントゲン写真をオーダーし内科にまわした。後日、内科の医師からの話で、糖尿病と肺結核も見つかったということがわかった。高血圧もコントロールが必要な状態だったという。私たちは、「来てもらって、本当によかったわね」と安堵し、顔を見合わせた。

現在、Aさんは、月に一回、内科と婦人科の両科で治療を受けるために、元気そうに通ってくる。

2. めまい、ふらつき、倦怠感などの原因不明のからだの不調を、どこに行っても解決できなかった五〇代後半のBさん

ある日突然、めまいがし、嘔吐し、立っていられなくなった。これはただごとではないと思った彼女は、すぐさま脳外科を受診した。しかし、脳のCTスキャンをとり、脳血管造影もしたが異常は見つからなかった。その後もめまいはおさまらない。次に耳鼻科を受診した。メニエール病の疑いで投薬され、少しましなような気がしたのもつかの間、耳鳴

りやふらつきもともなうようになった。

何か重病がおこったにちがいないと思うのに、原因がわからない。彼女はパニックをおこし、心配でふさぎこんだ。まっすぐ歩けないので、自宅にこもりがちになった。

人が変わったようになった彼女を、家族は、どうしたらよいのかわからない。もう一度、内科、脳神経外科などを一巡し、とうとう精神科に連れて行った。精神安定剤、抗うつ剤、入眠剤などを処方され、飲んだところ、少し気分は落ち着いたが、めまいやふらつきはおさまらない。Bさんは、家にとじこもり、寝たり起きたりの生活をしていた。

「私に何がおこったんでしょう。突然、ひどいめまいがして、いろいろ調べても何も異常がないと言われます。精神的な問題じゃないかということで薬を飲んでますが、わたしは頭がおかしくなったんでしょうか？　わたしは、これから、どうやって生きていったらいいんでしょうか」

と涙をはらはら流しながら、苦しみを訴えた。

私は、年齢と、閉経から数年という経過から、更年期障害を疑い、更年期について話をした。実は、めまいやふらつきは、閉経のころから一〇年ぐらいのあいだによく見られる症状である。エストロゲン（女性ホルモン）を処方し、更年期以降の女性ホルモンの欠乏と心身の変化についてくわしく話した。

わけのわからない心身の不調にパニックに陥り、すっかり絶望していた彼女は、最初は半信半疑だった。何年も有名大学病院、有名医師を訪ね歩いた結果、すっかり失望していたので、当然だろう。しかし、エストロゲンを飲みはじめてから、約1カ月でめまいが軽くなり、倦怠感がなくなって体調が安定してきた。なにより、精神的に落ち着き、表情に明るさが戻ってきた。

実は、彼女と同様の症状の女性がたくさん来た。共通項は、五〇代から六〇代で、閉経から数年から十数年たっていることである。めまい、喉のつまり感、抑うつ、関節痛、不眠など、一見、婦人科とは無関係であるかのような多彩な症状をもっており、いろいろな科でさんざん検査したが特に異常が見つからない。

彼女たちは、女性ホルモンの働きと、更年期の女性の心身の変化について、たいへん無知であった。そして、女性ホルモン補充療法とカウンセリングによって、一様に症状の軽快を得た。

いという。

3．夫と息子の世話に疲れ果て、怒りをぶちまけた六〇代のCさん

Cさんは、健康診断を受けたいといってやってきた。最近疲れやすく、やる気がおきない。

彼女は、ずっとパートの仕事を続けてきたが、今までろくに健康診断を受けたこともない。忙しくて、働きづめの人生だった。でも、最近、ときどき空しくなり、いっさいがっさい投げ出して、大声で叫びたい衝動にかられるという。

「どういう時にですか？」と聞くと、夫が家中にくつしたなどを脱ぎ捨て、一日になんども着替えては洗濯物の山ができていくのを見たときなどだと言う。

「それでは、わたしも叫びたくなっちゃうわ。ご主人は、脱ぎ捨てるだけなの？」と聞くと、定年退職して家にいる夫は、典型的な「ふろ、めし、寝る」の生活で、彼女が家事いっさいをするのは当然と思っており、二年前からは、離婚して戻ってきた三〇代の息子も同様だという。

「じゃあ、あなたは、仕事をしながら、夫と息子の、二人分の食事の世話から、洗濯、掃除までぜんぶやってあげているの？」とわたしは驚いてしまった。爆発するのは当然だ。

それを聞いた彼女は、「今まで、友人たちに愚痴を言っても、Cさんは生活も安定して

いるし、幸せよ、しかたがないわよと、相手にもされませんでした。初めて一緒に怒ってもらえました」と泣きだした。

私は、怒る彼女を支持した。生活は、家族みんなが協力しあってやっていかなければ続いていかない。彼女一人が理不尽な怒りを抱えたまま生活してゆくのは、不健康きわまりない。

もちろん、希望どおりの健康診断も行ったが、そのほか、彼女には、心理カウンセラーが協力し、家族関係を見直すために、夫や息子への対応のしかたなどを検討した。当初、孤立し、もう離婚するか家出するしかないと思いつめていたCさんは、その後、元気に夫や息子とタタカッているようだ。これからの長い彼女の人生を、より豊かな楽しいものにするために、今が大事なターニングポイントである。

4．乳がんの手術をした四〇代のDさん

彼女は、乳房にしこりがあるのに気づき、近くの病院を受診した。そこでは、「じゃあ紹介するから」と何も説明せず、専門病院に紹介状を書いて渡してくれた。数日後に紹介された病院を受診すると、「乳がんだから手術が必要。乳房を残すかどうか、自分で決め

て。残しても、ちゃんと治るかどうか、保証はできないけどね」と言われたという。Dさんは、「先生がよいほうにお願いします」と言わざるをえなくなり、数日後に乳房切断手術を受けた。そして、手術後一週間で、「あとは抗がん剤の治療だけど、前の病院にやってもらって」と退院させられた。

「いったい、わたしは、どういう病気で、なぜ乳房をとらなければならなかったんですか？　これから、どうすればいいの？」と、混乱した状態でDさんはやってきた。

彼女は、十分な情報もなく、十分な納得もないまま、手術を受けることになった。そして、手術が終わってから、あらためて混乱し、怒りを覚えている。

おそらく、乳がんという診断も治療も、間違いがあったわけではない。問題は、Dさんの心の問題である。しかし、このことが最も大事であることが、紹介した医師や手術をした医師には理解されていなかっただろう。Dさんは、深く納得し、今後の乳がん治療への覚悟ができなければ、前へ進めない状態だったのだ。

それから、乳腺の専門家が、乳がんの診断と治療について、また、今後予想される予後や合併症について、はじめから説明するとともに、心理カウンセラーがつき、彼女の憤懣を吐き出させ、病気に向かう気持ちを育てるのに数カ月を要した。

乳がんには、手術後の互助グループもいろいろあり、心理面で支えあっている。もう少ししたら、彼女にも紹介されるだろう。

5. 家庭内暴力で離婚した三八歳のEさん

彼女は、暗い表情で受診してきた。前医は、ある有名な心療内科医（男性）だが、離婚してふさぎこむ彼女に、「この年で、男もいないし、ろくな職もない。これから、どうやって生きていけばいいんだろうねえ。でも、キャバクラはやめなさいよ、あそこで働いていいのは、二二歳までだよ」と何度も言ったという。その医師には、抗うつ剤をもらって楽にはなったが、会うとよけい落ち込み、二週間ぐらいは立ち直れなくなるそうだ。

「それは、セクハラというものよ。もう、そこには行かなくていいわ。ここで薬をもらっていって」と、わたしは思わず怒りの声を発していた。彼女は、義理の父親にも、前夫にも性暴力を受け、「いつも同じようになってしまう自分」が心底いやになって来院したのだった。

現在、Eさんは、カウンセリングを受けながら、ソーシャルワーカーの協力で職をさがしている。きちんとした職が欲しいが、サービス系の仕事しかなく、それだとまた、セクハラされそうで恐いと言う。彼女の受けた心の傷は深そうだ。しかし、抗うつ剤、安定剤はだんだん少なくなっている。

6. 子宮内膜症で病院を渡り歩いてきた二〇代後半のFさん

この病院で六軒目ですと、Fさんは力なく笑った。

彼女は、子宮内膜症である。二二歳の時に、激烈な月経痛に見まわれ、救急車で運ばれた。片方の卵巣にチョコレートのう腫が見つかった。チョコレートのう腫は、子宮内膜症で卵巣にできる腫瘍である。悪性ではないが、月経のたびに出血をおこし、卵巣内にチョコレートのような、古い血液が溜まっていく。そして、突然破裂することがある。

最初に運ばれた病院で、腹腔鏡をすすめられ、腹腔鏡を使った手術で卵巣のう腫をとってもらった。その後、GnRHという、閉経と同じホルモン状態にする治療をした。これは、月経を止め、子宮内膜症の組織を萎縮させる治療である。一時的に内膜症はよくなるが、更年期症状が出たり（閉経状態と同じになるから当然だが）、骨密度が減少したりする。そして、治療をやめてホルモンの状態が戻り月経が再開すると、また、内膜症が進んでいく。

Fさんは、「子宮内膜症だね。じゃあ、GnRH治療」という半年間の治療をあちらこちらで繰り返してきた。治療を休んでいると、月経痛がぶりかえし、嘔吐するほどの痛みがおそってくる。治療しているときは、月経がない分はましだが、いつもだるく、頭痛や関節痛などがつらい。

また手術をすすめられたがどうしたらよいかと相談しに来たのである。

「まあ、それはつらかったわね」と慰めると、Fさんは目を赤くした。これまで、どの病院でも、ろくに説明もなく、治療法も、一方的に決められてきたそうだ。幸いなことに、卵巣のう腫は四～五センチ大だったので、ピルを試してみることを一つの選択肢として提案した。Fさんは、今までピルといえば避妊の薬、副作用が心配という知識しかなかったのだが、最近、子宮内膜症協会のホームページで、「低用量ピルが子宮内膜症の症状をやわらげたり、進行をおさえたりする」ということを読んで、ぜひ試してみたいと思っていたのである。

その後、ピルを飲んで月経痛が軽くなったことに喜んだFさんは、半年、一年と服用を続け、最近では卵巣のう腫が小さくなったのにも喜んでいる。

7. 一三歳の中学生Gさんの相談

「おりものが多いんだけど、もしかして性病?」と言ってやってきたGさん。妊娠歴はない。わたしはこのような時、注意深くサポートする。専門家として信頼して相談してくれたのがありがたいし、性の健康について考えてもらうための、わたしにとっての貴重なチャンスでもある。

まずは親身になって話を聞き、決してお説教しない。そして、どんなに若くても彼女のプライバシーを尊重し、お金の心配もしなくてすむよう気を配る。

彼女は、けっきょくは性感染症も陰性だったし、最後には母親も連れてきたので、親子いっしょに「望まない妊娠をさける」ための方策と、「性感染症を予防する」大切さについて知ってもらうことができた。一〇代に最も適した避妊法である安全性の高い避妊法＝ピル（最近では一カ月分一五〇〇〜二〇〇〇円）と、感染予防のバリアとしてのコンドーム使用の知識は、親子ともに知ってほしい最新の情報である。性に関する科学的な正しい知識が、親にも、子にも、教師や医療者たちにも必要である。

1章　QOLと女性の健康

日本の医療は転換を迫られている？

日本の医療制度は、すばらしいと思う。これまで、わが国の医療制度は、理想的な制度として世界中の国からお手本にされてきた。

戦後、わが国では、経済の発展と医療技術の進歩によって、国民一人一人の栄養状態も、衛生状態も飛躍的によくなり、寿命は世界一長くなった。それには、経済的にうるおって生活レベルが上がったことも寄与しているが、すべての国民が医療保険に入り、誰でも病気になったら遅滞なく医療機関にかかることができ、先端医療も受けられるようなった皆保険制度のあったおかげである。

たとえば、わたしが働いている産婦人科医療の歴史を考えてみよう。戦前にはお産で命を失う母子もめずらしくなく、一〇〇〇人に対し何人、何十人という死亡率であったところを、発達した医療技術と、誰もが受けられる分娩給付金のおかげで、均等で質の高い病院分娩があたりまえになり、現在では、お産で命に関わるトラブルに発展することはまれなことである。出産時の死亡は、母親が一〇万人あたり六人程度、新生児が一〇〇〇人あたり二〜三人と、その死亡率の低さは世界でもトップレベルである。

そもそも、世界中で、まだ近代的な医療の恩恵を受けられない人たちの多さを考えると、日本の医療制度がなしとげてきた役割は、本当にめざましく、すばらしいものであったことは誰しも認めるところであろう。

しかし、最近では、お産にしても、死なないことばかりではなく、してよかったと感じられる、質の高さが求められている。冷たくオートメーション的な病院分娩、医療によって管理され産まされる管理分娩が批判され、温かく人間的なお産が求められるようになってきた。ましてや、死亡や後障害などのトラブルの際には、態度が親身でなかったとか、説明がなかったなどの、医療側の対応のしかたが問題にされたりする。

また、不妊治療は、ＡＲＴ（Assisted Reproductive Technology）といわれ、顕微受精や卵の凍結保存など、先端技術による医療が可能になったが、それを受ける女性たちの選択権の問題や、心理的サポートなどがまだ十分に整備されておらず、技術におどらされて心が深く傷ついている例もめずらしくない。今や、医療は、単に死なない医療や技術の高さが求められているのではなく、温かく患者の気持ちによりそった、きめこまかな医療が求められているのではないだろうか。

現在、わが国の医療システムは、早急な転換を迫られているといわれる。それは、一方では、少子高齢化社会への急激な移行があり、財源が逼迫してきているせいである。しかし、他方では——これをわたしは強調したいのであるが——日本人は、もう、ただ施される医療ではなく、自分で納得し選ぶ医療、きめこまかで温かい、人間性の感じられる医療を求めてきているからであり、さらには、できたら病気をもたない期間を長くし、毎日を楽しく、生きがいをもって生き生きと、健康に生きることを求めているからではないだろうか。つまり、ＱＯＬ（Quality of Life　生活の質）が求められる時代である。

この際、思い出してほしいのは、「健康とは、単に身体的な病気がないことをさすのではなく、精神的にも、社会的にもよい状態（well-being）をさす」というＷＨＯ（世界保健機関）の定義である。最近では、これにスピリチュアルな健康、という項目も入るそうである。

日本の医療・保健は、ＱＯＬのために機能できているだろうか？

日本人は、今や、世界一長い人生のなかにも、ただ長く生きるのではなく、病気になったり寝たきりや痴呆になったりせず、楽しく、生き生きと、ＱＯＬの高い毎日を送りたいと切望しているのである。

女性医療への取り組み——わたしが病院をとびだしたわけ

わたしは、大学に進む前から、女性のために役立つ仕事がしたいと思っていた。

医学生のころには、女性を、より健康に、より幸福にするために、何ができるのかと考えていた。臨床をするなら、女性を総合的に診る医療がしてみたいと思っていた。

理由は単純で、わたしが女性の一人だからである。女性を助けて健康に、幸福にする仕事をしていけば、わたし自身も健康に、幸福になれるのではと短絡的に考えたのである。

しかし、医学部卒業の時には、どの科を選んだらよいのか迷った。

わたしが医学部を卒業した一九八〇年代はじめの日本には、女性を総合的に診る診療科がなかったのである（二〇〇二年の現時点でも同様であるが）。母子保健は、公衆衛生という保健の分野のなかのひとつだが、やりたいことは「母子」に限らないという気がしたし、産婦人科の診療は、その時代、「産科」と「婦人科（骨盤外科）」の診療にほぼ限られていた。精神科も魅力的だったが、ほんとうの精神病の診断や治療には興味がなかった。わたしは、自分を含めたふつうの女性が、生き生きと生きていくための手助けになるような医療がしてみたかったのである。

そこで、生身の女性たちに触れることができ、診療を通じて役に立つこともできる職場として、産婦人科を選ぶことにした。毎日多くの女性たちに接して経験を積むことができ、また、手術ができるので、病気を治せる。技術も身につく。お産もあるので、病気の女性ばかりでなく、健康な女性も来る。また、「おめでとう」と言える、唯一の科でもある。

大学卒業後、東京大学産婦人科学教室に入れてもらった。理由は、スタッフ、規模、予算や施設など、医育機関として、全国で一番恵まれた環境ではないかと思ったからだ。

だが、産婦人科の知識や経験は、ちょっと研修すれば身につくようなものではなかった。産婦人科医療の現場は、一人一人の女性たちの、命と人生をかけた戦いの場であり、多種多様な女性がいて、経過や問題点も多種多様であるから当然である。一人前になるまでは研修をきちんとしていこうと考えていたら、あっという間に一五年近くがたっていた。

この間によく感じていたのは、「医療は人が作る」ということだった。どんなにりっぱな病院でも、実際に働いている医療者、つまり医師や看護師、技師、事務職員などが、なげやりな態度だったり、患者の気持ちを思いやらないようでは、患者に喜ばれるよい医療はできない。現場で患者さんに接するときにももちろんだが、診療の流れや取り決めを話しあったり、新しい検査や診療をとりいれたり、病院のシステムを作ったりしていく際に、患者のことを第一に考えるかどうかで、診療の内容や雰囲気もまったく変わってくるように感じていた。

しかし、大きな病院の歯車のひとつとして働いていると、すでに取り決められたルーチンワークからはずれるのは難しい。少しずつ変えていこうとしても、なかなか進まないことも多かった。

第一、病院に来るのは、すでにトラブルを抱え、どうしようもない状態になり困っている女性たちであった。臨床をやればやるほど、「こうなる前に、もう少し予防の知恵があったら。あるいは、もっと早い段階で相談してもらっていたら」と思うこともしばしばだった。

一九九七年、「性と健康を考える女性専門家の会」（後述）の発足をきっかけに、わたしは病院の外の女性たちに会うようになった。一般の女性たち（わたしも一般女性の一人である）に働きかける仕事の重要性を再認識した。女性が、より健康に、幸せに生きるための、医学的・科学的な知恵というものを、みんなに伝えていきたいと思ったのである。そして、同時に、学生時代に思いえがいていた〝総合的に女性を診る医療〟を、また考えはじめるようになった。

女性の一生涯の健康とそのリスク

女性は、思春期、性成熟期、更年期、老年期と、そのホルモン状態によって、また、社会的なライフステージによって、男性とは異なった特徴的な健康リスクをもっている。また、その健康障害も、月経の乱れ、自律神経や精神状態の乱れ、生活リズムや食行動の乱れなど、連動し関連した全体的な失調をおこしやすい。だから、このような女性の特質、ホルモン状態、ライフステージ、一個人としての尊厳を深く考慮することなく進められてきたこれまでの医療は、実は、多くの女性たちにとって、不満の大きいものであった。

一九八四年から約一五年間、研修を続けながらも、実際に現場で女性たちの訴えに耳をかたむけ、要望に応えようと努力してきたわたしには、このことがだんだんわかってきたが、診療科と診療慣習のなかで、個人の力に限界を感じることが多かったのも事実である。もちろん、わたしよりもずっと長いあいだ、同じようなことを感じられ、改善しようと努力されてきた先輩医師たち（女性も男性も）が数多くいたし、彼らには、今でもわたしは心からの尊敬を抱いている。

しかし、わたしは次第に、このことは個人の努力に頼っても限界がある、診療体制、医学教育の改革のなかで、システマチックに変えていけないものだろうかと考えるようになった。そもそも、一人の医師が女性の一生涯を通じて診ていける数は、そう多くはない。せいぜい、数百名から数千名というところではないだろうか。いっぽう、安心して相談できるかかりつけの医師を求めている女性は、この国には何千万人もいるのである。

この問題を解説するヒントを与えてくれたのは、アメリカの、ウイメンズヘルス、ウイメンズメディスンだった。

わたしは、大学時代（一九七八年ごろ）アメリカを旅行し、ウイメンズホスピタルの存在にびっくりした覚えがある。病院全体が、女性のための診療施設であり、各診療科が揃っており、相談センター、図書室などもあった。それは、今考えると、一九七〇年代からアメリカでおこったウイメンズヘルスの意識の高まりが背景にあったものと思うが、この時、医学生としてのわたしに、ひとつの目標ができたのである。アメリカでは、その後、一九八〇年代にはジェンダー・スペシフィック・メディスン（後述）へと移行し、行政や医学会をも巻きこんだ変革的な流れへと、女性医療、医学が変わっていくのであるが、そもそもの始まりは、一九六〇年代のフェミニズム（女権拡張運動）を反映したものではなかっただろうか。

日本の経済や社会システムは、アメリカの流行を追って移り変わる傾向がある。にわかに注目されてきた女性医療の流れも、このようなアメリカの動きを追うもののひとつともとれる。もちろん、女性医療や女性保健も、すべてアメリカのまねをすべきだとはいえない。しかし、現代の日本女性の置かれた状況と、その健康問題に着目するとき、女性たちが、医療や保健に対する不安や不満を多く抱えていることは明らかになってきているので、今後は、わが国の女性の特質にマッチし、希望に応える、独自の改革が必要だろう。それは、たとえば、保険診療制度の違い、教育や社会システムの違い、文化や思想の違いなどにもよるだろうし、また、現代の日本女性の置かれている状況（教育、仕事、妊娠や子育て、カップルやファミリーをとりまく状況）を理解しなければ始められない。

日本の新しい女性医療・保健システムの構築のために、われわれがなすべき課題が少しずつ見えてきていると思うので、わたしが経験したことを中心に以下の章でまとめてみたい。

2章　女性医療の欧米での歴史と展開

まず最初に、女性医療、すなわち、ウイメンズヘルスが生まれて育ったアメリカやヨーロッパで、どのような社会的背景によって、またどのような政策によって、この考え方が一般化し、医学や医療の一部として形になっていったかについて、紹介しよう。

女性のライフスタイルが変わった

第二次大戦以降、二〇世紀の後半になって、先進国といわれる国の女性たちのライフスタイルは、すっかり様変わりした。

つまり、有史以来の女性の役割であった子産み・子育てに終始する人生、女性としての人生規範からはみだすことの許されない人生から、初めて、女性であっても子どもを産まない、あるいは産む子どもの数や時期をコントロールして、自分が望んだ教育を受け、一社会人として自立し、子どもを育てる以外にも生きがいがもてる、そのような自己実現が可能な時代になったのである。

そのため、これまで母子保健のワクのなかでしか考えられなかった女性の健康に関しても、直接妊娠や出産に結びつかない分野をも包括した、総合保健システムの構築が求められてきた。

つまり、セックス（生物的性）とジェンダー（社会的性）の、両方の性差の視点から、女性の身体的・精神的・社会的健康の特徴についてこまやかにケアできる、新しい医学・医療・保健の時代である。

たとえば思春期・更年期などのライフステージ別に、また、循環器、骨、脳などの臓器ごとに、そして乳がん、子宮内膜症など女性特有の疾患に関して、これまでの研究をひとつひとつ吟味しなおし、体系づけ、国家や国際的な保健政策に生かそうという動きが広まっている。これが、ジェンダー・スペシフィック・メディスンと呼ばれる動きである。これまで男性をモデルとして研究され体系づけられてきた疾患や治療法に関しても、本当に男性と同じなのか異なっているのか、異なっているとしたらそれは何によるのか、生物学的性差なのか社会環境によって作り出された差なのかを、ひとつひとつ検証しなおし、医療や保健に反映しようと考えられている。

リプロダクティブ・ヘルス／ライツ

また、第3章でくわしく述べるが、現在、わが国の男女共同参画計画にも取り入れられているリプロダクティブ・ヘルス／ライツの考え方は、実は女性の健康にとって画期的な思想であり、宣言であった。

一九九四年、カイロで開催された世界人口開発会議で宣言された、いわゆるカイロ宣言は、リプロダクティブ・ヘルス／ライツ（Reproductive health/rights　性と生殖に関する健康／権利）に関する宣言であった。あらためていえば、ここでいう健康とは、「肉体的・精神的・社会的に完全に健康な状態のことで、生殖システムおよびその機能と過程に関連するあらゆる事柄において、単に病気または疾病に陥っていないことではない」ということである。

一九七〇年代からの国際人口開発会議、世界女性会議、世界人権会議を経てその概念が確立された、〝女性やカップル個人が決める自由と責任をもち、生涯健康に過ごす権利〟

が、リプロダクティブ・ヘルスおよびライツである。これによって、男女が満ち足りたセックスライフを送り、子どもを産むか産まないか、産むとしたらいつ産むか何人産むかを自由に決められること、性感染症などの疾病から解放されることは個人とカップルの基本的人権であり、そのために必要な教育や医療サービスの提供は国家や保健機関の責務であると謳われた。日本を含む世界一八五カ国が署名したこのカイロ宣言は、その規模においても、またそのヴィジョンにおいても（ヘルスが個人のライツであるという考え方において）、比類ないものであったといえる。

ウイメンズヘルスへの取り組み

実は、女性の健康（Women's Health）に対する関心は、一九七〇年代のアメリカで、Boston Women's Health Book Collectiveによる"Our Bodies, Ourselves"から始まった。その後、一九七九年には、女性医療者と女性医療消費者（本書では、クライアント、もしくは患者という言葉を使う）のパートナーシップによる団体、The National Council on Women's Healthが結成され、女性の医療におけるインフォームド・チョイスを目指して、一般への啓発活動や医療者への再教育、政治家へのアドボカシーなどが進められた。その流れを受け、一九八三年には、女性保健を強化するために、Public Health Service（PHS）に女性保健特別委員会が設立され、一九八五年には、〝女性の健康問題、状態、疾病について明らかにするための〟診断基準が設けられている。それに基づいて、NIH（米国国立衛生研究所）は、一九八七年に女性保健に関するガイドラインを作成し、連邦議会の女性問題委員会も、引き続き調査研究を指示した。一九九〇年には、NIHにORWH（Office of Research on Women's Health）が設立された。その目的は、ガイドラインをフルに生かし、女性の健康政策に男女の平等性を盛り込むことにあった。

そして今や、アメリカでは、女性の健康、特にセックスとジェンダーの差異や相似に関する研究（ジェンダー・スペシフィック・メディスン　Gender Specific Medicine）は、国家的事業であり関心事になっている。女性の健康には、草の根団体から、学会、政府、メディアにいたるまで広く多角的な関心が集まり、生物科学的側面と社会科学的な側面の、両面から研究されている。国家の保健システムも、この考えに基づいて再構築されてきた。もちろん、アメリカにおいても、このような認識は一朝一夕に得られたものではなく、二〇年ほど前までは、女性の健康はリプロダクティブ・ヘルスであるという誤解があったという。つまり、女性の健康問題といえば、妊娠・出産に関する保健や医療（母子保健、産婦人科医療）に限られていた。特に、医学・科学分野でこのような誤解が顕著であり、女性の健康は、男性をそのモデルにして、疾患の研究が行われ、治療や予防について考えられていた。しかし現在では、女性の健康は、〝女性〟に関する包括的な研究を基盤に考えられており、これは、人口統計学的研究、社会における女性の役割の変化、女性の健康問題への社会の関心（女性の健康診断、更年期や乳がん、女性ホルモンの役割への理解）などによってこれまでの数十年のあいだに積み重ねられてきた。

アメリカの医学教育の動き

健康と疾病にジェンダーの視点を加え、医学界における女性の登用をはかるために、アメリカでは、医学部教育のなかで、女性の健康問題に関する教育・医療が推奨されてきた。今や、すべての医師、医療者が、性差によって疾患の症状や進行が異なること、治療や予防法も異なることを、十分に理解することが求められている。たとえば、女性は知識の不足により医療機関へのアクセスが遅れたり、家族の世話を優先し、自分は後回し＝me-lastの健康管理をしていることが知られている。

アメリカの連邦議会は、全米の医学部でウイメンズヘルスのカリキュラムが運営され、カリキュラムモデルが提示されることを求めているし、ＯＲＷＨは他のたくさんの政府機関と協力して、その方針を推進している。また、この方針は、ＯＲＷＨ以外にもHealth Resources Services Administration, Public Health Service office of Women's Health、アメリカ医学協会、アメリカ女医会（ＡＭＷＡ）、国立ウイメンズヘルス医学教育協会などによって支援されている。

その結果、一九九七年の時点で、全体の八三％に当たる全米九三の医学部で、性差（セックスとジェンダーの差異）について教育しており、そのうち、すべての基礎医学まで統合した「女性医学」として教育しているのは八校、必須科目としているのは六校あった。また、一四校ではウイメンズヘルスが総合臨床講座となっており、そのうち八校は必須科目となっている。二七校では、産婦人科以外にウイメンズヘルスの臨床研修を行い、五二校ではウイメンズヘルスクリニックを開設している。

医学・科学界の女性

また、現在、アメリカで国家的な優先事項となっているのは、医学・科学界での女性のリーダーシップの実現と方針決定権の確立である。

「性別が、医師にとって重要か？」という、これまでずっと繰り返されてきた問いに対しては、これまでの研究によって、「年齢と性差（ジェンダー）が、いまだ重要なファクターとなっている」という結論が出されている。女性の健康問題に関する女性を中心としたアプローチの方針を、Women Centered Approach on Women's Healthといい、国家的な基本方針となっている。

アメリカでは、女性の医学分野での成功を妨げるものを打破するために、ＯＲＷＨが公聴会を開いて女性の進出を阻むものを明らかにし、これらに打ち勝つための戦略やプログラムを作成した。その結果、あらゆる専門科目において、以下の九つの項目が女性の進出に際して重要であることが確認されている。

1. 医学・科学分野への人材確保
2. モデルとなる指導者の存在
3. 出世あるいは高収入への道
4. 医学・科学界への再就職の道
5. 家族への対応
6. 性差別やセクハラ問題への対応

7. ウイメンズヘルスに関する研究の指針
8. 男性医療者への教育
9. 少数民族や人種差別問題への対応

アメリカのウイメンズヘルスの今後の課題

一九九六年、NIHとORWHの呼びかけでフィラデルフィアで開かれた会議で、ウイメンズヘルスに関する七つの課題が掲げられた。

1. 心血管系疾患および脈管学、特に脈管遺伝学、血管の構築、細胞構造と機能、血栓に及ぼすジェンダーの役割を、性ホルモン、糖尿病、脳卒中、肥満の役割と同じくらいくわしく研究すること
2. 脳神経科学および行動学
神経発達、脳神経システムの構築と機能に関するセックスとジェンダーの役割。性ホルモン、更年期、加齢の影響。環境要因。
3. 免疫学―発育と発達
炎症と免疫応答におけるセックスとジェンダーの役割、リウマチやSLE（全身性エ

リテマトーデス）への性ホルモンの影響、シグナルと成長ホルモンにおけるセックスとジェンダーの影響

4. 感染症

ＨＩＶ／ＡＩＤＳを含む性感染症（ＳＴＤ）や、他の感染症、特に無症候感染におけるセックスとジェンダーの役割

5. 精神疾患と依存症

特に精神疾患と依存症の病因、進行、死亡率におけるセックスとジェンダーの役割、性ホルモン、遺伝子、遺伝―環境関係、性的問題行動について

6. リプロダクティブ・ヘルス

避妊、不妊、性感染症などを、文化、民族、社会経済学的、行動学的にライフサイクルに沿って調査研究すること

7. がん

遺伝子、ジェンダーの差異について。環境がん、乳がん、肺がん、大腸がん、そして婦人科がんに及ぼす影響を研究し、悪性化の進行について理解し、予防、診断、治療を発展させる。女性のがんは、発症率や死亡率にも、がん検診や遺伝子検査にも、道

徳的・法的・社会的背景の偏りがある。

国連・WHOのウイメンズヘルス（WH）への取り組み

いっぽう、国際社会では一九八五年以来、国連加盟諸国が女性の状況について、いくつかの国では経済的状況ばかりか基本的人権も危機的状況にあると報告している。これらは、女性の身体的・精神的健康サービスにおいて、特に顕著であった。

また、世界保健機関（ＷＨＯ）と女性の第四世界連合は、一九九五年の北京会議で、「女性の健康は、経済的、社会的、文化的、政治的状況によって左右されたり、人生のあるライフステージの状態が次のライフステージにも深く影響し、同時に次世代へも影響する」と発表している。

世界銀行も「良好な健康は、それを実現する手段とともに開発の最終目的であるといえる」と述べ、「教育、特に女子に対する教育投資は、健康を改善し経済を発展させる最もよい手段である」とすすめているし、世界中の地域の、どの国の女性も、性感染症、妊娠出産トラブル、ＨＩＶ／ＡＩＤＳ、家庭内暴力や性暴力、喫煙による健康被害と無縁ではないと述べている。

世界医学会とＷＨＯは、一九九三年三月に、女性が世界のどの社会でも法的・経済的・社会的に差別を受けているという認識にたって、「女性の健康に関する調査には女性が参加するべきである」という方針をうちだした。アメリカの方針は、これに先立っている。たとえ女性の教育程度が低く自己決定やインフォームド・チョイスについて理解していないような社会でも、女性が参加できるようにすべきであると述べている。米国の厚生省（ＤＨＨＳ＝Department of Health and Human Services）は、ウイメンズヘルスについて以下の一一部門を設けている。ＨＩＶ／ＡＩＤＳと性感染症、暴力、家族の健康、妊娠とリプロダクティブ・ヘルス、貧困に関連した疾病、がん、ウイメンズクリニック、喫煙、加齢、虐待とメンタルヘルス、そして環境である。

3章　日本の母子健康の現状と変化を促す社会的条件

女性たちにとっての、一生涯の健康は、母子保健のみではない。まだ日本が先進国とはいえず、妊娠と出産によるリスクが高かった時代には、均質な妊婦検診、清潔な分娩環境、適切な医療、新生児の栄養は大切な問題だった。それによって、妊娠・出産・育児という、最も危険な時期を、女性たちは保護されて、安全な環境で過ごせたのである。

しかし、現代の女性たちは、能力のある限り子どもを産み育てるという人生を送らなくなった。高い教育を受け、仕事をもって社会人として働き、子どもをもつものももたないものもいる。子どもを産む時期も遅く、また産み終わりも早い。育て終わってからも数十年という長い年月を生きる。

したがって、現代女性は、思春期から、月経や避妊の問題、セクシャリティと自己確立の問題が始まる。成人してからも、職業とプライベートの両立、一個人としての自己実現とメンタリティの安定が大きな問題であり、中高年では、更年期のＱＯＬ、疾患予防の問題など、女性の一生涯の健康問題は、母子保健のみが大きなウエイトを占めた時代から、たいへん様変わりしている。

だから、従来と変わらない縦割り行政のなかでの母子保健行政は、女性たちの健康問題に不足と不満をもたらしているといえる。

女性たちは、子を宿す「いれもの」として保護される人生ではなく、一個人として生きることを望み、生涯を通じて安心して暮らすための、トータルな女性医療や保健を求めているのである。

現代女性のライフスタイルの変化と健康

人類の何千年の文化、歴史のうち、二〇世紀最後の五〇年間に、女性のライフスタイルが劇的に変化したことは、今述べたとおりである。

その変化のなかには、男性と同じ変化がもたらされたものもある。

たとえば、栄養と衛生。世界の発展途上国では、いまだに十分な食糧がなく、飢餓が大きな健康問題であるが、わが国では、第二次世界大戦後、飛躍的に経済が発展し、栄養不足の問題はなくなった。また結核などの感染症は、つい最近まで生命をおびやかす大きなリスクだったが、飲み水や食物の衛生が確立し、薬剤や医療が発達したことによって、感染によって死ぬことはまずなくなった。

女性のライフスタイルもすっかり変化している

以前には、初経を迎えるのと、女学校の卒業、結婚は、ほとんど数年のあいだの出来事だった。もし女学校卒業後、仕事に就いたとしても、それは腰掛けを前提としたものであり、結婚すると仕事をやめて家庭に入り、妊娠、出産、育児と家事をするのが、多くの女性の規範だった。また、たくさん子どもを産み、子どもを育て終わるとほぼ同時に閉経を迎えて、その後寿命が訪れるのは、ふつうのことだった。しかし現代女性は、これとはまったく異なった人生を送る。

まず、これは栄養と関係があるが、体が大きくなるのが早くなり、初経が来る年齢が早くなった。現在の初経年齢は一一〜一二歳である。これは女性ホルモンの働きの開始を表す。

これにともない、性情報の氾濫に誘発されて、性行動も早くなっており、初めての性行動は男女とも高校を卒業するまでに約半数が経験するようになった。女子の場合、体が大きくなり月経が始まるのは、小学校高学年ぐらいであるので、生物学的な面からだけいえば、小学生ですでに大人の女性としての妊娠への体の準備は整っている。しかし、精神的、社会的にはまだ未熟である。性行動開始の若年齢化は、どの先進国にも共通な世界的な傾向であるが、特に規範意識の強い中高年の世代には、一〇代の性行動や妊娠・出産は社会的に容認されがたいことがらとなっている。

次に、女性の就労問題を見ていく。わが国では、男女の学歴の差がまだ大きく、就職しても、賃金格差・昇級や待遇などの問題は大きい。それでも状況が許せば一生涯働き続けようとする女性は増えている。

したがって、子どもを産みはじめる時期は、次第に遅くなっており、出産しない女性も増えているが、出産する場合も、第一子の出産平均年齢は二九歳、第二子は三一歳となっている。また、二人以上子どもを産む女性は少ない。今では、妊娠や出産で生命を落とすことがたいへん少なくなり、母体死亡率、新生児死亡率ともに世界でも最低のレベルにあるが、いっぽう、少産、少子は進むばかりである。これは、養育費や教育費の増大や住宅事情、保育の人手や職場の妊娠・保育環境の整備が遅れていることも一因であろう。

しかしそれよりも、少産、少子は、女性自身の、子育てばかりに終始しない「自己実現への希求」が背景にあるのではないだろうか。妊娠・出産に振りまわされない一人の人間としての人生が、現代女性にとって現実のものになりつつある。

次に、女性の人生の後半を考えてみる。

子どもの数が少ないため育て終わるのも早くなった。末子の高校卒業後の自立や大学入学はほぼ母親の閉経のころ（約五〇歳）である。

このことは、子育ての卒業と、自分の健康について考えなおす時期、夫やパートナーとの関係を考えなおす時期、後半の人生の生きがいや楽しみについて考えなおす時期が一致することを示している。

更年期障害は、そのよいきっかけを与えてくれる材料ともなる。

それまで、子育て、夫の健康管理、自分の仕事や役割などを、あまり深く考えることなく一生懸命ただこなしてきた女性も、突然動悸におそわれたり、疲れやすさ、だるさ、肩こりや不眠に悩まされたりするようになる。

これまで元気だった女性が、人が変わったようにうつになり外に出られなくなったり、ふらついたり、物忘れがひどくなったり、あちこちの関節が痛んだりする。

高血圧、高コレステロール血症、糖尿病、甲状腺疾患、自己免疫異常などの隠れていた病気、弱い素質が表に現れてくる。

そして、女性たちは、「これから、わたしの人生はどうなっていくんだろう」と不安に陥る。

このことは、たいへん重要なターニングポイントともなりうる。なぜなら、閉経後の女性の人生はまだ三〇年から四〇年続くからで、この時点で質の高い人生を構築すれば、これまでの人生と比べて遜色ない、いやかえって豊かな人生を過ごせる可能性がある。夫や家族との関係を見直したり、自分の仕事や人生の生きがいを考えたり、健康で過ごすことの重要性にめざめたりすることになる。そしてまた、忘れてならないのは、この部分が、われわれの母親、祖母、曾祖母に学ぶことができないという事実である。なぜなら、寿命が飛躍的に長くなったのは、つい最近のことだからである。

今、女性たちは、「このまま年をとっていくと、寿命は長くても、寝たきりでずっと病院通いが続いたり、ボケて介護を必要とする時間が長くなるばかりではないか。本当に健康な、豊かな人生を送るためにはどうしたらよいのか」という疑問をもっている。実際、健康寿命といって、医療や介護を必要としない寿命は、日本女性の場合、男性とほとんど変わらないといわれている。

人生の後半をより健康の質を高く生きようとするとき、大切なのは「予防」の考え方である。知識なしには予防はできない。早い時期からの健康教育が重要な所以である。そして、そのポイントは、女性ホルモンの理解と利用にある。

近年、女性ホルモンの研究は飛躍的に進んでいる。現在、欧米のみならず、韓国や台湾などの隣国でも、女性ホルモンを積極的に利用して閉経以降を健康に若々しく過ごそう、という考え方が広まってきており、台湾などでは、健康診断に行く女性に政府が報奨金を出したり、女性ホルモン補充療法を無料にしたりと、ここ数年、国家・行政レベルでも積極的に動いているようだ。

女性ホルモン理解と女性の健康

日本では、避妊薬としての低用量ピル——つまり女性ホルモンを使って排卵や月経をコントロールする薬だが——ピルの認可がたいへん遅れた社会的背景があった。それは、ピルには恐い副作用がある、ピルを飲むと太る、また、ピルを飲むとがんになるなどの偏見が是正されないまま数十年を経過してきた歴史があったことによる。また、女性は、ピルを飲むと性行動が活発になり（淫乱になるということ？）性感染症が蔓延するという危惧が、認可を審議していた男性委員から出された。まるで、シートベルトをきちんとしめる運転者は、暴走するにちがいないと言っているように聞こえるのは、わたしだけだろうか。ちなみに、ピルの認可を審議していた数十名の審議委員は、すべて男性だった。また、ピルを認可すると、コンドームの使用率が下がってしまい、性感染症が増えるという危惧もあった。しかし、戦後コンドームを避妊に転用してきた日本人のほとんどは、射精の時のみそれを使用しており、性感染症を予防できるようなバリアとしてのコンドームの使い方をしていない。

ピルに関する偏見で、おもしろいエピソードがいくつかあるので、紹介しよう。

その一・ある看護師の話。

「わたしが以前勤めていた脳外科で、脳血栓症の若い女性が入院してきたんです。受け持ちのドクターは、この女性は、ピルを飲んでいたから脳血栓症になったんだよ、ピルは恐ろしいね、と話していました。ほんとにピルって恐ろしいですね」。そして、「かわいそうに、彼女のお腹には、赤ちゃんがいたのに」と言う。

これは、明らかに、妊娠による血栓症である。ピルは、内服を中止すると、そのホルモン効果はすみやかに失われる。妊娠したときには、もうピルの排卵抑制効果はなくなっているのである。それよりも、妊娠時は、非妊娠時より大量の女性ホルモンが分泌されるので、血栓症をたいへん誘発しやすい。ピルで生命に関わる血栓症をおこす確率は一〇万人あたり二〇人であるが、妊娠によるリスクはその三倍である。望まない妊娠を防ぐことと、それをしないで中絶することになったり、あるいはやむなく出産することによる生命リスクの比較を、ぜひしてほしい。

その二。

ある中年女性は、ピルが更年期症状の予防や緩和にもよいと聞き、低用量ピルを飲んでいた。彼女の娘さんに、恋人ができたという。いっしょに旅行に出かけたりしているそうなので、「それではピルをすすめたら?」と私が言ったところ、「だめよ、ちゃんと避妊しなくなるわ」。

彼女にとっては、避妊といえば、コンドーム。コンドームを使わなければ、ちゃんと避妊したことにならないのだろう。ちなみに、ふつうに使った場合、コンドームの失敗率は、年間一四%、ピルでは三%である。完璧な使用によれば、コンドーム三%、ピル〇・一%と、その避妊効果には、三〇倍の開きがある。

まだ、一般の方たちのなかには、「ホルモンは恐い、副作用がある、薬は飲まないほうが自然」という考え方が根強いようだ。しかし、現在では、逆に、何もしないほうが、不自然な生活を強いられる時代になっているのを、考えたことがあるだろうか。

なぜなら、現代女性のライフスタイルはすでにすっかり変化してしまっているからで、初経と同時に結婚、妊娠と出産を繰り返し、閉経と同時に人生を終わった五〇年前には戻れないからである。その時代の女性が一生涯に経験した月経数（約五〇回）に比べ、わたしたち現代女性は、その一〇倍もの、約四〇〇回から五〇〇回の月経を経験している。そもそも、排卵と月経は、常に女性を妊娠に向けてスタンバイさせておくホルモンシステムである。もし、避妊をせず、妊娠能力の高まりと同時に妊娠し続け、出産し、授乳もきちんとして子どもを育てていけば、閉経までにほとんど月経を経験することはないだろう。月経は、排卵があったが妊娠しなかった場合に訪れるものだからである。今でも、アフリカのある地域の女性には、初経の前にお嫁にやられ、一〇代前半から妊娠と出産を繰り返して、四〇歳を過ぎて初めて月経が来て、「これはなんだ?」とびっくりした、という話があるくらいである。

もし体の機能に対して自然にふるまえば、日本女性もそのようになるだろう。しかし、妊娠、出産以外の人生の可能性をも追求することができる現代女性は、昔にはもう戻れない。かえって不自然な状態なのである。

そのうえ、女性ホルモンの働きを失う五〇歳以降も、女性は不自然に長生きすることになった。女性ホルモンの働きである骨、循環器、消化器官、脳、皮膚や関節などへの保護効果がなくなれば、これらの器官は急激に機能低下し、老化して障害をひきおこす。もし、女性ホルモンへの理解がまったくなく、それをうまく利用したり代替することができなければ、更年期障害のつらさに自信を失い、閉経によって老化は早まり、疾患や障害の多い老後を送ることになるだろう。

女性には、女性特有の体や心のしくみについての正しい科学的知識をもち、病気や障害の予防をしながら、かしこく生きてほしいと思う。女性の体にとって、いろいろな疾患の予防をし、中高年の健康の質を高くするということが証明されている女性ホルモンは、知識をもっていれば利用できるが、日本女性は、まず「ホルモンは恐い」という偏見を自ら拭いさらなければならない。

考えようによっては、毎日少しずつ摂取することによって、さまざまな疾患の発病を遅らせたり減らしたりする女性ホルモンは、いわば若さと健康を保つためのサプリメントともいえるのである。

女性ホルモンを理解し、利用し、健康な生涯を実現したい。

女性に対する医療のあり方を変える
リプロダクティブ・ヘルス／ライツの考え方

一九九四年、カイロの世界人口開発会議でリプロダクティブ・ヘルス／ライツが宣言された。リ・プロダクションとは、再び・生産すること、つまり、人間が次の世代を生み出すこと＝生殖をさす。したがって、リプロダクティブ・ヘルス／ライツは、「性と生殖に関する健康と権利」と訳されている。この言葉は、〝健やか親子21〟という、厚生労働省が推進する母子保健運動にも紹介されている。

しかし、わたしが、わが国でいまひとつ理解されていないように感じるのは、ライツの部分である。カイロ宣言は、一九七〇年代からの人権会議、女性会議、開発会議などの流れをくんだ、人権会議の成果の集大成であり、人権と健康が結びついた画期的な宣言である。「性と生殖に関する健康は個人の権利であり、どの女性に関しても、どのカップルに関しても保証される」という内容なのである。実に、「健康は権利である」という概念は、それまでなかった新しい考えであるといえよう。

つまり、どのような性行動をしようとも、どのような妊娠をしようとも、それは個人

（女性）が自由に選ぶ権利があり、その健康（身体的にも精神的にも社会的にも）は国家や保健サービスによって保証されるものである。もちろん、どの個人もその権利をもつということを、お互いに尊重しあわなくてはならない。誰もが、生き方に関して支配されたり強要されたりすることのないことが本当の健康といえる。

少なくともこの概念が浸透すれば、女性が病院で医師に意見されたり、説明もろくになく診察や検査をされることはなくなるだろう。が、一方では、個人の選択ということが、医療や保健のいろいろな場面で重要になることは間違いない。十分な情報が提供され、医療や保健のサービスの選択肢が多く用意されて、自由に選べる、ということは、選ぶための自分の基準をもたなければならないということだ。

誰とどのように性交するか、しないか。妊娠するかしないか。結婚するかしないか。妊娠するとしたら、いつ、どのようにするか。出産はどこでどのようにするか。性交や妊娠・出産にまつわる健康リスクはどのように回避するか、などなど……。女性は、若い時から自分のライフプランをもち、それを実現するために必要な情報を集め、取捨選択し、実行しながら生きていかなければならない。たいへんなことでもあり、またやりがいのあることでもある。

決められた道、期待される生き方を従順に生きるだけの時代は、過去のものになった。仕事をしながら子どもを産み育てる人生も、シングルを満喫する人生にも、すべての女性にリプロダクティブ・ヘルス／ライツを保証したい。

女性の健康と医療

ここで、大きなターニングポイントにある女性の健康と医療についてまとめてみたい。

1．女性の健康とは

健康は、「身体的な病気がない」ことばかりをさすものではない。

健康とは、身体的・精神的・社会的に良好な状態をさす。

女性のＱＯＬを低くする健康障害は、疾患として診断されるものはむしろ少なく、不定愁訴といわれるものが多い。あるいは未病の分野に多いと思われる。

たとえば、月経痛・月経不順・ＰＭＳ（月経前症候群）などの月経障害、不妊、偏頭痛、うつや落ち込み・不安・緊張、肥満、不眠、更年期障害（発汗・紅潮・動悸・めまい・ふらつき・うつ・関節痛など)、エストロゲン欠乏症状(性交痛、ドライマウス、ドライアイ、胃腸障害など）、骨粗鬆症、ボケ等々。

2. 日本の女性医療のこれまで

わが国の女性医療は、これまで、産婦人科に限られてきた。妊娠と分娩を取り扱う産科と、女性性器の外科的疾患を取り扱う婦人科（骨盤外科）である。

また、保健や医療の行政分野では、母子保健のみが存在し、女性を一人の人間として一生涯の健康の視点から見る行政分野がなかった。

女性医療の現場では、医師―患者、男性―女性という、二重の上下関係が存在した。これは、産婦人科医師に圧倒的に男性医師が多かったこと、特に、教授や助教授、病院長や部長など、医療や学会の指導的立場にある医師に、圧倒的に男性が多かったことによる。診察、指導する立場の男性医師と、診察してもらい、治療を受ける女性患者、の関係が、常に上下関係のようにあったことは事実であろう。

近年、インターネットの普及によって、女性たちは、情報を共有できるようになった。

医療に対する感想や意見も、これによって拾える。女性の健康に関する情報サイト「オーキッドクラブ」(http://www.orchid-club.gr.jp)で婦人科外来に対する意見を集めたところ、「緊張する雰囲気、質問に十分答えてくれない、指図や説教をされる。患者に基礎的知識がないとばかにされる」などの意見が集まった。

医師―コメディカルのヒエラルキー

また、医療現場には、いまだに、医師がトップであり、看護師や薬剤師はそれにしたがうものというヒエラルキーがある。男性医師が、診察し、診断し、意見を述べたり、指示をしたりするときに、看護師や薬剤師(女性が多い)は、たとえおかしいと思っても、意見を言えないのがふつうであった。

短時間の診察

診療する側の医師・病院にすれば、ゆっくり診察しても多くお金はとれない以上、多くの患者をさばかなければならないのは道理である。丁寧な説明や患者の不安を解消するための相談には保険が適用されないため、簡単明瞭な説明をし、患者のくだくだしい不安や不満にはなるべく対応せず、次々に診察を進めなければならない。

産婦人科は、従来、妊娠の時か、婦人科疾患でどうしようもなくなったときにしか受診しないものであった。だから、女性は、今でも産婦人科には行きにくい。知り合いに見られ、「妊娠」と勘ぐられるのも、「婦人病」を疑われるのもいやである。

それに、めまい、うつ、腰痛、のぼせなど、産婦人科を受診してよいのかわからない症状も多い。病院は臓器別の診療科に分かれているし、産婦人科以外に「女性の」診療科がないため、受診までの迷いが多いのである。

そこで、小児科、内科、精神科、整形外科、脳外科、外科（乳腺）、泌尿器科、肛門科、皮膚科など、女性が不調を感じた際の受診科は多岐にわたることになるのだが、いっぽう、産婦人科以外の科の医師には、女性ホルモンの動きや女性のライフステージへの理解や配慮がないのがふつうである。それは、これまでの医療、医学が、〝女性は男性と同じである〟という考えに基づいて発展してきたものであり、常に男性に準じた医療が行われていることによる。

3. 女性医療のこれから――リプロダクティブ・ヘルス／ライツとインフォームド・チョイス

◆まず、リプロダクティブ・ヘルス／ライツを理解することが大切である

女性には、自分の人生と健康を自己決定する権利がある。そのために、正しい情報と選択肢を提供するのが、医療・保健者のつとめである。

◆インフォームド・チョイス

十分な情報を提供し、女性が自信をもって選択できる環境を整える。医療サービスには、常に情報とともに選択肢が必要であり、その根拠も必要である。選ぶのは患者であっても、考え、選び、修正ができるように支持していくのが医療側の役割である。健康リスク、疾患、予防法について理解し、自己選択するのを助ける。

◆ジェンダー・スペシフィック・メディスン（性差を考慮した医療）の実現

女性の特性や女性ホルモンの働き、女性のライフステージ、そして現代女性が置かれている社会的状況を考慮した医療と医学が必要とされている。

◆診療科を超えたトータルな医療

女性を、一人の人間として全人的に診る考え方を、産婦人科ばかりでなく、女性医療に関わるすべての医療・保健者がもつ。女性たちが求めるゆったりした診療を実現させ、ウ

イメンズヘルスケアの考え方を広める。ウイメンズヘルスの提供者は、アメリカでは、ウイメンズヘルス・プロバイダーと呼ばれ、診療科や職種による意識のへだたりがない。

◆ウイメンズヘルスは、健康教育から始まる。

一〇代から、女性ホルモンに関する理解を深め、性行動に自覚をもち、セクシャリティを確立して自立した社会人となっていくために、健康教育は欠かせない。また、健康不安や不定愁訴に対応できるしきいの低い相談窓口を作り、ヘルスケア・プロバイダーが常にサポートできる体制も重要である。

そして、疾患予防・健康増進の実践を。繰り返すが、女性ホルモンの役割の理解と、その使いこなし方は、現代女性の健康維持にとって、カギとなる。

4章　変革のうねりを作る
——「性と健康を考える女性専門家の会」の設立から、総合女性外来の実践まで——

日本における女性の健康問題

何度もいうが、リプロダクティブ・ヘルスを含んだ女性の健康問題（トータルウイメンズヘルス）は、一元的な取り組みでは解決できない。欧米諸国がすでに取り組んできたように、行政・教育・医療が同一の目的——女性の生涯健康＝身体・精神・社会面すべての面においてよい状態——の実現をめざして協力していくことが大切である。

「性と健康を考える女性専門家の会」は、一九九七年、当事者としての女性の視点を生かしつつ証拠に基づいた女性医療を実現させようと、医師・看護師・助産師・研究者・教員・ジャーナリスト・政治家などによって結成された。当初は、低用量ピルの認可を目標にアドボカシー、EBM(科学的な証拠に基づく医療)の勉強、科学的情報の提供などをしてきたが、二〇〇〇年度からは、総合的な女性医療システムの実現を目標に活動している。従来の縦割りのセクションを統合し、なおかつ新しい概念としてのウイメンズヘルスを、医療、医学、行政の分野で実現させることを目標としている。

総合的な女性医療を実現するためには、まず、産婦人科医、内科医(循環器や消化器科など)、精神科医、公衆衛生学者、社会学者、産業医、臨床心理士、看護師、助産師、薬剤師などの専門家が、ウイメンズヘルスケア・プロバイダーとして共通の教育と研修を受け、結集して女性医療を具現化することが必要である。

そこでは、思春期前から老年期までの女性の、体と、心と、社会的状況への理解が必要である。女性ホルモンとジェンダー(社会的性差)への理解も必須であろう。

次に、女性の健康診断の普及が大切である。月経が始まったらかかりつけの産婦人科医をもち、年に一度は子宮がんと乳がんのチェックを受けるのを当然の習慣としている欧米と比べ、意識と知識が格段に低いわが国の女性の健康維持法に対して、新しい習慣と認識を育てなければならない。つまり、医療を、「病気をしたときの駆け込み所」から、「ふだんの健康管理と疾患予防のための情報提供所、チェック機構」としなくてはならない。特に、個人によって大きく異なる、疾病や障害のリスクについて、女性たちがよく知り、一人一人が自分にとって何が適切な健康管理法、疾病予防法なのかを理解できるようにする。

第三に、女性たちが、栄養と睡眠を適切にとり、人間関係を良好に保ち、職場と家庭で自己実現する方法を身につけさせる。また、思春期・性成熟期・更年期などライフステージに沿った健康法と予防法、循環器疾患・各種がん・骨粗鬆症・早発痴呆の予防法、暴力や差別に対処する方法など、女性の健康維持にとって大事な項目はたくさんある。情報センターの開設も必要だろう。

リプロダクティブ・ヘルス／ライツを含んだ、新しい概念といえる〝生涯を通じた女性の健康（トータルウイメンズヘルス）〟は、一朝一夕に実現されうるものではない。しかし、教育、医療、行政が、女性たちを中心に協力しあって努力するならば、必ず実現するだろう。それが、女性たちが関わっている男性や子どもたちをも包括する健康であることは、いうまでもないことである。

性と健康を考える女性専門家の会では、女性のヘルスケア・システムの課題として、次の四つを掲げている。

1．女性の総合保健システムの構築

従来の母子保健制度を見直し、女性の人権の立場から、妊娠・出産ばかりでなく、避妊・中絶・性感染症と、生殖機能に由来するあらゆる女性のプライマリケア（セクシャリティ、月経障害、摂食障害、不妊、更年期などを含む）の総合支援制度を整備すること。

2．性に関する健康教育の充実

小学校・中学校・高校を通じて、男女いっしょに、セクシャリティ・避妊・性感染症予防についての健康教育を行うこと。従来、倫理道徳面ばかり語られることが多く、また、地域や学校によって取り組み方に偏りの大きかった性教育を見直して、エビデンス（医学的、統計的な有効性）に基づいた最新のデータを子どもの年齢や理解度に応じて提供し、

子どもたちが性の自己決定を、自己確立の過程において体得できるようにサポートする体制を整えることが急務である。

3. EBMの導入

科学的な証拠に基づく医療（EBM）を導入し、女性の健康に関する包括的な調査研究を継続的に行っていくこと。リプロダクティブ・ヘルス／ライツと、ウイメンズヘルスに関する日本のデータベースを構築し、一般の消費者に情報を提供できるようにする。

4. 総合的なウイメンズクリニックの実現と展開

女性のプライバシーを尊重し、身体的なことばかりでなく精神面・社会面をもケアできる女性医療の実現が望まれている。一〇分な正しい情報を提供したうえで、女性が自己決定することができるようサポートしていく医療施設の創設と展開が必要。

女性のヘルスケアのポイント

わたしは、今後の女性のヘルスケアの重点ポイントとして、上記の四つの課題を踏まえて特に以下の六点をあげておきたい。

1. 思春期のヘルスケア

性機能が発達し、性行動の始まる思春期の健康は、生涯を通じた健康（well-being）の出発点である。青少年がその行動において責任ある決断を下すためには、性と健康に関する一〇分な情報やサービスの提供を受ける必要がある。特に性教育やカウンセリングサービスを通じて、自分の性について理解し、望まない妊娠、性感染症や不妊から健康を守る方法を身につけることが、新しい思春期保健の課題といえる。性のパートナー選択に関する閾値低下は、アルコールやドラッグ、いじめや暴力への心理的ハードルの閾値低下に深く関連することから、一〇代が性のインフォームド・チョイスを繰り返すことによって、生殖のみならず人生のあらゆる局面において、自己決定が自己責任を伴って行われるものであることを、自己確立の過程で体得できるようサポートしていくべきであろう。

2. 中高年のヘルスケア

日本の女性は世界一長寿であるが、自立して暮らせる期間（健康寿命）を比べてみると男性とそれほど差がないことが知られている。世界一長寿でも、病気、うつ、寝たきりなどに悩まされることの多いわが国の中高年女性が、健康（身体的・精神的・社会的などすべての面でよい状態）を実現させるためにはどのようにしたらよいのか、女性の健康とそれを実現する健康サービスのあり方について、複合的視点から検討を加えることが肝要である。

今や欧米のみならずアジアの国々でもホルモンに関する理解が進み、積極的にＨＲＴ（女性ホルモン補充療法）が取り入れられている現状を踏まえ、中高年女性のＱＯＬを高める数々のスキルを専門家として提供していきたいものである。

3. 働く女性のヘルスケア

結婚している女性の半数以上が働き続ける時代になったにもかかわらず、いまだ女性労働者の賃金は、平均で男性労働者の約五割にすぎない。これは、低賃金職への女性の集中、雇用機会の不平等、年功賃金制度があるためで、わが国では〝同一価値労働、同一報酬の原則〟は実現されていないのが現状である。また、一九九七年の労働基準法改正では、女性の時間外休日労働規制と深夜業規制が撤廃されたが、結果としては、恒常的長時間労働や無制限の深夜労働が認められたことになっており、男女ともが家庭に責任をもったり、健康を維持したりできる勤務環境にはほど遠い現状である。また、職場の健康管理に関しては母性保護規定しかなく、非妊婦の健康管理は、リプロダクティブ・ヘルスに関連した健康診断さえ十分に行われていない。

今後は、ＩＬＯ（国際労働機関）の国際基準に照らして健康を維持・増進できる制度の整備が必要である。同時に、女性労働者に多い月経障害、頚腕症候群、眼精疲労やうつなどに対してこまやかに対応できる専門各科の協力体制も求められている。

4.たばこと健康

一九九七年にＷＨＯとハーバード大学が発表した、先進国におけるキラー（死亡にいたらせる害悪）のトップはたばこ、そして第二位がアルコールであった。特に、近年、アジア・アフリカ諸国での、青少年と女性の喫煙の増加が憂慮されている。

一九九九年に神戸で開催された「たばこと健康に関するＷＨＯ国際会議」では、

①いかに多くの女性と子どもがたばこを使用しているか
②たばこを使用する女性と少女にとっての健康上のリスクは何か
③環境中のたばこの煙の有害性
④たばこはいかに耽溺性か
⑤女性はなぜ禁煙しないのか
⑥メディア、ファッション、売り込みの罪
⑦たばこの入手法と経済的意義
⑧性別と政策

などについて話しあわれた。アジア、アフリカで、喫煙とたばこ栽培により女性や子どもが成人男性に比べてより大きなたばこの被害にあっていること、企業と一部政治家の利益誘導のため、たばこの健康被害は過小に評価され、深刻な健康障害が危惧されている事実が、今後一般にも紹介されるべきであろう。

5. 乳がんの啓発活動

日本女性の乳がん罹患率は一九九四年以来女性のがんの第一位であるが、昨今よくいわれる「乳がんの早期発見」は、印象ほどには増加していない。東京の癌研究会附属病院乳腺外科の一万五〇〇〇例弱の乳がん症例の病期別分類の変遷を見ると、絶対数の増加のため早期がん数も増えているが、進行がんも相変わらず減少せず、両者の割合は三〇年前とほとんど変わらない。

この状況を打破するために重要なのは、まずは、女性に対する乳がんの情報提供と、ふだんからの自己検診の奨励である。乳がん患者は、手術時には九〇％以上がくるみ大以上のしこりに触ることができる。しかし、患者は、異口同音に「どうしてわたしは、がんがこんなに大きくなる前に気づかなかったのでしょう」と嘆くのである。自己検診に経験はさほど必要ない。ふだんから自分の身体に関心をもち、乳房をいつでも何回でも触れることによって少しの異状にも敏感になるところから始まる。

また、乳がん診断は、触診ばかりでは一〇分ではなく、早期に乳がんを発見し、生命を失わない、あるいはできたら乳房を失わないためには、乳がん診断の専門医による診断が不可欠であることを知っておきたい。専門医の触診と超音波検査、加えて四〇歳以上はマンモグラフィー（乳房X線撮影）が、早期に乳がんを発見するために必要である。

6. メディア、インターネットの利用

メディアをうまく用い、一般女性への情報提供を促進する方法がある。消費者が求める声がメディアを容易に動かす傾向にあるので、消費者のニーズに合った正しい情報は歓迎される。一九九九年に設立された、女性の健康に関する情報提供サイト「オーキッドクラブ」(http://www.orchid-club.gr.jp) は、四名の女性産婦人科医が発起人になって始まった。当初は、誤解の多いピルに関する正しい情報の提供を目的としていたが、次第にQ＆Aも充実してきて、最近では、ウイメンズヘルス全般に関するバーチャル外来の観を呈してきており、一カ月に約七〇万件ものアクセスを数えるほどに成長してきている。また、実際に外来を受診する女性たちも、このサイトを見て、ある程度予備知識を得てから受診することが多くなっており、IT（情報技術）の普及による女性への情報伝達の広がりは、かなり大きいといえる。しかし現在ではまだネット上の他のサイトのなかには、偏ったもの、エビデンスに乏しい情報も見られる。今後自然に淘汰されていき、一般女性が利用しやすい、信頼性の高いサイトが生き残るだろう。

「性と健康を考える女性専門家の会」の結成

一九九七年一一月に、わが国で初めて、女性を主体とした多職種の医療・医学・保健分野の専門家による非営利団体「性と健康を考える女性専門家の会」が結成された。この会は、どの政党、宗教にも偏らず、どの企業や団体をも利せず、女性が生涯にわたって生き生きと暮らせる社会を実現することを目的に、医師、看護師、薬剤師、教師、研究者、ジャーナリスト、政治家、弁護士などが中心となって作られた会である。その目標は、コンプリートウエルネス、つまり身体のみならず、精神的、社会的によい状態（welll-being）を生涯にわたって実現することにあった。そのため、わたしたちは、証拠に基づいた正しい情報を提供することを基本に、自己決定による一人一人の女性の生涯の健康設計を重視して、患者主体の医療を実現したいと願い、セミナーやシンポジウム、ニュースレターの発行やホームページの開設、海外の専門家との交流やアドボカシー活動などを行ってきた。

一九九七年の初夏、わたしが勤めていた都立墨東病院に一人の女性が訪ねてきた。彼女は、芦田みどりというジャーナリストで、東京大学医学部産婦人科医局の大先輩である堀口雅子医師からのメッセージをもっていた。堀口医師は、それまでも、大学の同窓会の集まりで声をかけてくれたり、商業誌の原稿依頼をまわしてくれたり、障害者やダウン症女性の性や思春期の問題に取り組むなど、臨床以外の視野の広い活動にたずさわる、わたしが尊敬する医師であった。

そのメッセージには、ピルの許認可に関する審議会への疑問が書き連ねてあった。九年ごしで検討している避妊用ピルの認可が、また暗礁に乗り上げたということ、その審議は、女性の委員が皆無の委員会で、「ピルを認可すると女性の性倫理が乱れ、性感染症が蔓延する」という論旨で検討されていたことなど書いてあった。

「何度、『違う！』という声にならない声を上げ、こぶしを握り締めたことでしょう！」

と綴られたその文面には、当事者としての女性の悔しさがにじんでいた。

わたしは、この呼びかけをきっかけに、病院から社会へと一歩を踏み出して行くことになった。

一九九七年一一月七日、「性と健康を考える女性専門家の会」は立ち上げられた。当初は、堀口邸に集まった二〇名ほどの有志から始まったこの会は、賛同者を得てどんどん大きくなっていき、五年後には六〇〇〇名を超える会員を集め、全国にその活動が広がっている。

以下に、この会のパンフレットに書いてある文章を紹介しよう。

ひとりひとりの女性が真に満足できる女性医療とは何か……医療・保健システムに女性の視点を生かし、男女ともに生き生きと幸福に暮らせる社会をつくりたい――私たちの会は、こう願う医療者・学者・教師・ジャーナリストなどが集まって一九九七年に設立されました。

WHOや世界銀行は、ひとりひとりの女性の健康こそ開発の最終目標であると言っています。身体のみならず精神も社会的な状態も、すべて良い状態（well-being）であってこそ、真の健康といえます。私たちは、女性の健康の専門家を目指して、証拠にもとづいた正しい情報を提供し、わが国に包括的な女性医療システムを実現するために活動を続けています。

―現代女性のライフスタイルとウイメンズヘルス―

二〇世紀最後の五〇年間に、女性のライフスタイルはすっかり変わりました。身体の成長と性行動が早くなり、産む子どもの数は少なくなりました。一方では高学歴化し、職業をもって社会参加するのはあたりまえになりました。寿命も飛躍的に延び、三〇年以上も閉経後の人生をすごすようになりました。

それにともなって、ボケたり寝たきりになったりせず、長い生涯をどのように健康の質（QOL）が高く、幸福に生きられるかが新しい課題となっています。

—私たちの取り組み—

女性の健康問題は、一元的な取り組みでは解決できません。医療・教育・行政に携わるすべての人々が、当事者としての女性の視点を中心に、同一の目的—身体・精神・社会面すべての面におけるwell-beingの実現—をめざして協力しあうことが大切です。

① 従来の母子保健制度の枠を超え、女性の健康の視点からリプロダクティブ・ヘルス／ライツの推進をしましょう。妊娠や分娩ばかりでなく、月経、不妊、望まない妊娠や性感染症の問題、更年期、女性ホルモンの積極的利用などについて考えていきます。

② 総合的な女性の健康（Women's Health）を実現させる医療や保健システムの

確立にむけて活動しましょう。栄養や睡眠、ストレス、がん予防、メンタルケア、思春期や高齢者の問題など、女性の健康にも学際的な研究や医療が必要とされています。

③ 子どもからおとなまで、男女一緒の性と健康に関する教育を実現しましょう。従来の性教育を見直し、個人の人権を尊重した科学的な健康教育が必要です。私たちは、性とこころの自己決定をサポートしていきたいと考えています。

④ 科学的な証拠に基づく医療（EBM）の考え方を導入し、わが国の女性の健康に関する学際的調査研究を行っていきます。

—あなたのご参加をお待ちしています—

私たちは、女性の健康（ウイメンズヘルス Womens' Health）の専門家をめざしています。総合女性医療の実現を願うあなた、一緒に活動しませんか?

女性の真に生き生きとした人生は、母子保健の枠内では実現できない。小児期から老年期までの女性の一生涯の健康を、トータルに捉えることによって考えられなくてはならない。これが、われわれの目指すウイメンズヘルスである。

この会は、設立以来五年を経た現在、わが国で初めての〝女性の健康に関する専門家集団〟として、内外に評価されるようになっている。今後、この会の活動は、包括的なウイメンズヘルスの確立に向けてますます活発化するだろう。

その活動は、設立以来のポリシーである、**証拠に基づいた科学的な情報の提供**(Evidence-based)、**当事者としての女性の視点**(Gender-sensitive) を基本としながら、ウイメンズヘルスに関する

① 最新の情報の提供
② アドボカシー
③ 調査研究
④ 臨床への応用

を主な活動としている。

これらは、現在各セクションやプロジェクトチームにより検討、実行され、それぞれの実績として積み上げられている。プロジェクトには、ピル、ＳＴＤ予防のほか、一〇代の

健康、乳がん、働く女性の健康、中高年女性の健康、禁煙、自己免疫疾患、助産師エンパワーメントなど一〇余りを数え、また、他団体・学会との協力も多彩になり、ますます広がりを見せている。

ウイメンズメディカルセンター構想

わたしたちは、二〇〇〇年ごろから、女性の医療実践の場としてのウイメンズメディカルセンターを構想していた。

すでに一九九九年、岡山にその最初の構想がスタートしていた。岡山中央病院は、金重恵美子医師（産婦人科）を中心とし、女性産婦人科医ばかりで、もともとあった民間の総合病院を母体に診療を始めた。産婦人科部門のなかに、周産期センター、不妊治療センター、女性健康支援センターを設け、すべてを包括して、岡山中央病院ウイメンズメディカルセンター（愛称ウイミンズ）としている。

ここには、地元岡山ばかりではなく、広い地域から患者が集まっており、全国から見学者が訪れている。現在、あまりにも大きく成長した外来部門は、周産期を残して隣接したセントラルクリニックというビルに移され、更年期や不妊、働く女性の健康外来、乳がんや尿失禁への対応、心理カウンセリングなどは、こちらで行っている。また、この病院には、りっぱな図書室やセミナールーム、レストランもあり、地域女性たちの交流会や勉強会、情報提供の場としても活用されている。

また、同時期に、九州・福岡にも、女性のためのトータルなクリニックビルが誕生していた。福岡市天神という繁華街のなかに、そのビルは存在する。ビル一棟すべてが、いうなれば女性のウエルネスのためにプロデュースされたビルである。中心になったのは、高木ひろみ医師（乳腺外科）。彼女は、大学で乳がんの手術にあたっていたが、十分な説明や治療法の相談や選択、手術後のこまやかなフォローアップこそ大事と感じていた。

そこで、手術は他の医師でもできるが、術前術後のケアは、同じ女性である自分しかできないのではないかと感じ、大学病院を出て開業しようと決めたという。どうしても大学では、機械的に乳房の検査をし、乳がんの告知をし、手術して、術後治療にまわすというような流れ作業になってしまう。患者の心理ケアも十分ではない。たとえば、着替えひとつとっても、手術前の乳がん患者と手術後の患者がいっしょに大部屋で着替えさせられるなど、デリカシーが欠如していたという。

そこで、彼女は、ある企業が建設するビルにテナントとして入るかわりに、他のテナントのすべてを「女性の健康のための」ものにするというアイディアを出した。結果、そのビルは、彼女が厳選した産婦人科、内科、精神科、皮膚科などの開業女性医師たちが集まるものとなった。また、ほかには、調剤薬局、美容院、エステティックサロン、ブティックなどが入って、女性の美容と健康のための総合施設となったのである。

私たちは会のメンバーのなかで、女性医療センターの設立に興味をもつ数名を中心にして、何度か勉強会を開いた。岡山や福岡を視察に行くばかりでなく、アメリカのペンシルベニア大学のウイメンズメディカルセンターを見学したり、オーストラリアのＷＨＯキーセンターフォアウイメンズヘルス（ロイヤルウイメンズホスピタルに隣接）を訪問した経験も、われわれの手で女性医療の臨床施設を、と熱望するきっかけになった。

女性たちの願いと、四つの仮説

首都圏のメンバーも、「性と健康を考える女性専門家の会」を結成して、当事者の視点から女性医療を考えなおす経過を通じて、実際にいろいろと試してみる場が必要であると考えていた。そこで、女性のための総合医療を実践するプランをあれこれ考えていたが、二〇〇一年、その機会を得た。まずやってみたのは、女性外来である。総合的な女性外来の実践にあたり、いくつか仮説をたててみた。

仮説1

産婦人科、精神科などの科の看板があるところは、受診しにくく、女性のための医療施設、あるいは女性外来という名前のほうが、受診しやすい。

実は、女性は、受診前に自分で科を選ぶのは難しいことが多い。なぜなら、女性の健康問題は、複合的な失調が多いので、ひとつずつの診療科を受診するより、心身の変調やその背景についての窓口をひとつにしぼり、総合的に診る診療体制のほうが、受診のしきいを低くするのではないかと考えた。

仮説2

保険診療の範囲では、患者へのゆっくりとした説明に時間をかけられないし（診なければならない患者が多いため）、お金にもならない（ゆっくりお話ししても保険点数はつかないから）。したがって、従来の、万人のための保険診療では、医師・患者ともじっくり話しあう土壌はできにくいのではないかと考えた。しかし、患者側は納得のいく話しあいのためには、ゆっくり話す時間をとってほしいし、それに相応するお金を払ってもよいと感じているのではないか。

仮説3

たとえば、更年期によくある不眠、疲れやすさ、動悸、めまい、うつなどは、これまでの診療体制では、患者がひとつずつの症状について、精神科、内科、耳鼻科、産婦人科などをひとつずつ受診していた。みな言うことが違うし、検査は重複する。そのあげく、「うちではなくて○○科に行ったら」と追い払われることも多い。特に、典型的な症状や検査所見のない、女性の痛みや不調は、医師もどう対応していいのかわからないものである。

もしも、一人の患者のために、ひとつの科の医師ばかりでなく、いろいろな科の医師、看護師、心理士やソーシャルワーカー、薬剤師など、専門職のスタッフが意見を出しあい、アイディアを出しあって診断や治療を進めていくシステムがあれば、それが女性たちの愁訴を丁寧にすくいあげ、対応を可能とするのではないかと考えた。

仮説4

一つずつの症状に対して検査・治療・投薬がなされるのでなく、複合的な失調をもたらしている生活（食生活、睡眠、運動、仕事、休養）や遺伝的な体質、精神状態、ライフステージとホルモン状態を考慮した医療を欲しているのではないか。

器質的疾患がないことが確認されるばかりで、少しも楽にならず、不安や不満が増すばかりの毎日から抜け出すためには、自分の置かれた状況に応じたアドバイスと、さまざまな医療や、医療以外の対応策の選択肢を示してほしいと女性たちは願っている。

特に、漢方やハーブ、アロマテラピー、整体、鍼灸、気功、マッサージ、サプリメントなど、日常生活に取り入れることのできる代替医療の、きちんとした根拠のあるアドバイスが求められているのではないかと考えた。

また、女性たちは、メンタルケアも重要と感じている。毎日のストレスを減らし、これまでそっと心の奥底にしまいこんできたトラウマを克服し、小さなコンプレックスの数々を解消し、自分に自信をもって生きていくためのケアを欲しているのではないかと思う。精神科に通っていると思われるのはいやだし、精神科の医師や診療もどういうものかわからないので不安だが、少なくとも、やさしく話を聞いてくれ、心のメンテナンスをしてくれるカウンセラーが欲しいと考えている。

仮説1から4の検証……女性外来の試み

二〇〇一年晩秋から始めた女性外来は、多くの女性の来院を得て、毎日目のまわるような忙しさであった。ここでは、科の看板をなくし、受診は総合カウンセリングという自費相談を初回とし、二回目からの保険診療は、産婦人科、内科、精神科、乳腺診断、泌尿器科の女性医師が、それぞれ連携して診療にあたった。メンバーは、女性の生涯健康を目標に、連携して女性を総合的に診ていこうという気持ちをもち、カウンセラー、ソーシャルワーカー、助産師、薬剤師などとチームとして協力体制がとれる専門家たちである。

検証1．受診のしきいを低くする試み

婦人科、産婦人科というところは、日本の女性にとって、格別行きにくいところらしい。「妊娠した人が行くところ」「内診される」「受診を人に知られるのがいや」など、女性たちは受診を極力さけようとする。産婦人科受診は、妊娠出産、あるいは中絶の際に、または性病など恥ずかしい病気にかかってしまった際に、しかたなく受診するものというイメージがある。

精神科も同様のしきいの高さがある。「気が変になった人がいくところ」という偏見がある。少なくとも、通院していること、入院歴があることを人に知られたくない科である。そこで、このような科の看板をなくし、「女性外来」としたところ、クライアントにたいへん喜ばれた。実際は、女性外来に受診する女性の愁訴の八割弱は、産婦人科系の訴えである。これは、アメリカでの実態と明らかに異なっている。わが国の女性たちは、やはりまだ「産婦人科」の門はくぐりにくいし、つまらない訴えで受診していいのかどうか迷うことが多いし、医師に対して、性や性器の悩みを相談しにくい。特に男性医師の前では、緊張して話したいことの半分も言えない、と女性たちは口を揃えて訴えた。

次に、家族関係や仕事の悩みなど、すっかり混乱し自信を失ってどうしてよいかわから

なくなっていて、心理カウンセリングやメンタルな支援を必要としている女性が多かった。三割弱は精神科・心療内科受診あるいは心理相談にまわされたが、このうち、精神科疾患をもつ女性は少なかった。

また、女性外来受診をきっかけに、甲状腺疾患や高血圧、糖尿病などが発見されたり、内科的精査を必要として内科にまわった女性は二割程度いた。乳がん検診希望者もほぼ同数である。一度も乳がん検診を受けたことがなく、どうやって検診を受けたらよいのかわからないという女性がたいへん多いことがわかった。泌尿器科に関しても同様で、困ってはいても、どこを受診したらよいのかわからずにいた女性が多かった。尿失禁、膀胱炎などで泌尿器科を受診希望した女性も一割程度いた。

検証2　ゆっくりとした話にはお金を払ってもらう試み

初回の総合カウンセリングでは、一五分につき五〇〇〇円という価格設定をした。

これは、患者の訴えをゆっくり聞いて、ある程度患者の背景を把握し、診療の方向性を話したり、治療の予備知識をこちらから提供するのに要する時間がだいたい一五分だからである。

精神科の医師仲間に聞いたところ、彼女もやはり「一五分ぐらいあればだいたいの話は聞き出せる。それ以上の時間をとっても、話の繰り返しになる」といっていたこともこの時間設定の根拠になった。欧米の教科書にも、「一五分間の問診」が載っている。実際には、余裕をもって、一人二〇分の時間予約とした。あとで聞いた話だが、アメリカの外来診療で初診患者にかけている時間は、全国平均で一八分だという。いっぽう、インターネット上で、産婦人科診療にかけてほしい時間を日本の一般女性に聞いたところ、一〇～一五分が最も多かった。三分診療に慣らされている日本人にとっては、一五分でもかなりゆったり時間をとったように感じられるであろう。もちろん、三〇分をオーバーしてしまうクライアントも、なかにはいた。

また、費用は、一回の美容院代ぐらい、と考えた。医療施設に通う女性は、月に一回から二回病院に通う。人によっては、二カ月に一回の女性もある。だいたい、一月に一万円程度は、女性がヘアーカットやパーマ、エステやマッサージ、化粧品やストッキング代として、「自分のために」とっておけるお金である。

結果は、この試みは受け入れられたと思う。二〇〇二年二月に行った受診女性たち二八九名へのアンケートでは、この費用については九三％の女性が高くないと答えている。

検証3. 総合的医療（各診療科の協力、医師―コメディカル―自助グループの協力）

各診療科の医師たちは、それぞれ診療日がまちまちではあったが、たとえ顔を合わせて相談できなくとも、カルテ、メモ、Eメール、電話などで患者の情報をやりとりし、相談して共通の認識をもつようにしていた。特にいっしょに診察することが重要と思われる症例には、いっしょにエコーや内診を行ったり、検査データをにらんでディスカッションを行った。たとえば、無月経の女性に対してホルモン負荷試験を行い、結果をにらんで患者さんの生活環境や希望を考慮した治療について、産婦人科と内科とソーシャルワーカーが話しあったり、原因のよくわからない尿道や膣の違和感に対して、産婦人科と泌尿器科がいっしょに内診し超音波の画像を見ながら話しあった。もちろん、患者さんもそのディスカッションには参加する。われわれは、専門家としてあれこれ意見は言えても、どこが痛いのか、どのように困っているのか、そして、どのような治療を望むのかを言えるのは、患者さん本人だけだからだ。

実は、医師たちにとってもこのような診療形態は新しい試みであり、得ることの大きい経験であった。医師たちはそれぞれ、他科の常識や診かた（診たて）を知り、「一人の女性の全身と人生を考えながら真剣に診療する」ということを、初めて実践し、学んだといえる。

しかし、まだ、心理カウンセラー、ソーシャルワーカー、助産師、看護師、薬剤師などとの連携は始まったばかりである。

また、当事者団体、患者の自助グループとの交流や連携もこれからの課題だ。

一〇年ほど前から、わが国でも、乳がん、子宮がん、子宮筋腫、子宮内膜症、更年期、アルコールやたばこ依存、肥満、摂食障害など、疾患ごとに、患者さんたちが情報交換したり、支えあったりする会が活動している。患者さんたちが、興味をもつ一般女性たちも交え、医師や医療スタッフと、交流したり情報交換したり、支えあったりする試みを計画している。

今後、女性外来は、夕方からの時間帯や土日は、このようなNGOや自助グループの交流の場になったり、女性の健康問題を啓発するミニセミナーの会場になったりするであろう。今の保健センター、女性センターと連携したり共働したりできるようになってほしい。医療機関がもっと女性の生活に密着して、真に地域の健康に貢献できるように。

検証4．代替医療の研究と利用

さまざまな代替医療は、欧米では近年、特に女性医療、家庭医療や、リラクセーションなどの心理療法に取り入れられ、医学・医療としての研究も進んできている。

わが国では、これまで、健康保険で認められていない薬剤や技術は、医療ではないといわんばかりの扱いであった。たしかに、いろいろな情報が氾濫しており、保険外の診療やケアは、玉石混交の感がある。だが、保険行政が破綻しつつある現在、かなり有効な治療も保険適応が認められないこともあり（もちろん、保険が利くなら保険診療でと考えるのは当然であるが）、保険適応外の、特に予防医学、未病医学、ＱＯＬを向上させるための医療やケアは、自己負担してもよいという覚悟をもっていたほうが、現実的ではないだろうかと思う。今後は、女性外来でも、保険診療のワクにとらわれず、エビデンスのあるもの（医学的、統計的に有効と認められたもの）はどんどん紹介していきたいものである。女性にとって、適切な根拠のある情報とともに示される限り、保健サービスの選択肢は多いほどよいのである。

その他に、会のメンバーたちが考えた構想をいくつか紹介しよう。

その①

一．業務形態　内科・産婦人科・メンタルクリニック・乳腺外科
皮膚科・健診センター

二．コンセプト　女性のトータルヘルス、あるいはコンプリートウエルネスへの
提案（明るい性を取り戻そう！）

三．業務内容　個人に対して—　診療
カウンセリング
リスクに応じた健康診断
集団に対して—　教育プログラム
セミナー、講演会など

四．スタッフ　医師、メンタルケアスタッフ、看護職、薬剤師、栄養士、
調査研究員、ＩＴスタッフ、事務、広報

五．施設　内科診療室、産婦人科診療室
メンタルクリニック、カウンセリングルーム
ライブラリー（情報提供、生活提案、コミュニケーション）

受付・事務、セミナー室
リラクセーションルーム（マッサージ、鍼などのボディワーク）
カフェ、ガーデン、託児ルーム

その②

性と健康を考える女性専門家の会では、活動計画のひとつとして、女性の総合医療を実践できるウイメンズメディカルセンターの構想を持っている。この施設は、ひとりひとりの女性こそが主役であり、産婦人科、内科、精神科など各科の医師とコ・メディカルスタッフ（医療者）はそれをサポートするための専門家チームである。そして医療者と患者は二一世紀のよりよい医療を作っていくための同志といえる。

わたしたちの施設の患者・クライアントは、自我をもち、自己実現をめざして努力する女性である。健康に対し、また人生の質に対し強い欲求を持ちつづける女性、人生の健康設計において、自己決定のできる自立した女性を、わたしたちは専門家集団としてサポートしたい。

私たちの施設は、ていねいな問診、エビデンスのある充分な情報の提供、プライバシーを尊重した的確な診察、希望に沿った検査、選択と同意による治療を基本とする。

また、ひとりひとりのカウンセリングと、継続的なフォローアップを重視する。

個人の生活歴、健康歴、家族歴をもとに、最も効果的な健康設計が提供されるようにする。個人のデータは蓄積され、いつでも本人の希望に応じて提供される。他の医療機関への連繋もスムーズに行えるようにする。

メンタル、ソーシャルなケアを重視する。リラックスし、自信が持て、生き生きと自分を生かせるようにサポートする。必要なときにはいつでも海外や国内の健康に関する正しい情報が得られ、情報交換ができ、専門家に相談ができる体制を作る。

しかし、同時に、何も考えず、何もせずに、庭を眺めながら瞑想したり、眠ったり、お茶を飲みながらおしゃべりすることもできる空間であることを理想とする。女性が癒され、慰められ、励まされる空間を作る。

また、プライマリ医療の研修施設としてトップレベルの医療をし、働いている女性医師たちが、妊娠・出産をしながら研修を継続できる勤務環境を提供したい。

医師や看護婦は、ここでの研修後に、大学病院や大学系列病院へ戻ることも、また、自立して開業することも可能である。
調査・研究部門では、日本女性の健康に関する調査・研究を行い、学会や学術雑誌に発表する。また、海外の学会や団体との交流を密にし、常にグローバルな視野をもった医療・研究をしていく。

その③

医師……産婦人科数名、内科数名（一般内科、循環器、消化器など女性内科）、
　精神科・乳腺外科・泌尿器科・皮膚科・眼科など
診察室……ベッドと机があり、超音波の置ける診察室（温かい雰囲気）、応接セットを置き、気持ちよい窓のある診察室、内診室（麻酔器、酸素、吸引、経膣超音波を置く）、処置室、採血室、検査室、レントゲン室
　以上は互いに連絡通路で行き来でき動線が短い。
病室……ベッドとユニットバスのある病室
医療機器……経膣超音波、経腹超音波、カラードップラー、麻酔器、単純X-p、
　心電図、血液検査、O_2サチュレーション（酸素飽和度）モニター、

酸素、吸引、点滴ポンプ、救急カート

他の施設……ミーティングルーム、ファミリールーム、カウンセリングルーム、

中待合

待合室・セミナー室・情報提供コーナー（パソコン・図書・パンフレット・ビデオ等を置く）

医局、休憩室、更衣室、

トイレ―患者用、スタッフ用、男性用

受付、事務

診療の流れ…①予約　②問診　③医師との話しあい　④診察・検査・コンサルト　⑤治療計画（複数科の医師・専門家による）⑥治療　⑦数カ月ごとの再検討　⑧終了・定期検診へ

外来の形式

一般女性科診療として毎日

専門外来

思春期外来……産婦人科、精神科、助産師保健師
更年期外来……産婦人科、内科、循環器科、精神科、助産師保健師
メンタル外来（うつ、不眠、摂食障害など）……精神科、心理相談、サイコセラピスト
尿失禁外来……泌尿器科
働く女性の健康外来……産業医、産婦人科、内科、整形外科
避妊・不妊相談……産婦人科、助産師保健師、心理相談、泌尿器科
栄養相談……栄養士
運動相談……運動療法士
美容相談……皮膚科、エステティシャン
漢方相談……漢方医、薬剤師

コンセプトとしては、各科女性医師とコメディカルのチーム医療による、ひとりひとりの女性のためのオーダーメイド医療、ライフプランの支援を総合女性医療の基本とする。

女性のための生涯医療センター

二〇〇一年春、ある財団法人と出合った。われわれウイメンズメディカルセンターの案に興味を示してくれ、勉強会に講師として呼ばれた。その後、財団に協力し、総合女性医療施設を立ち上げることになった。約半年後の二〇〇一年一一月に、女性医療施設はスタートした。設立の決定から約三カ月というスピードであった。

この、「女性のための生涯医療センターViVi」という医療施設では、どんなことでも気軽に相談できる総合カウンセリングを謳い、「もうどの科にかかるか悩む必要はありません。いつも窓口はひとつです」と、受診のしきいを低くするために受診窓口をひとつにした。

これは、診療に入る前の、いわば「健康相談」である。これを自費で行うことにし、二回目からの診療は保険診療が可能だが、初回だけはゆっくり話を聞くかわりに、相応のお金がかかることを了解してもらった。

この結果、どんなことも気軽に相談できる女性のための総合医療というコンセプトが、メディアをはじめとした女性たちの圧倒的支持を受け、繰り返し紹介されたことによって、

「女性医療」という新しい分野の認識を日本でも知らしめることになったのである。実際、開院前から問い合わせが殺到し、開院当初の数日で、予約が五カ月先まで埋まってしまうという異常事態となった。

問い合わせの電話をした女性たちは、そのほとんどが、「いつかけても電話がつながらない」「やっと通じたが、予約は来年にならないと受け付けないと言われた」と途方にくれることになった。

これは、予想していたこととはいえ、予想をはるかに超えた反響であった。今さらながら、女性たちが求めていた、「緊張せず気軽に相談できるクリニックが欲しい」「自分をトータルな人間として診てほしい」「いろいろな診療科や病院をたらいまわしにせず、ひとつの場所で解決したい」という願望の強さに驚き、たじろいだ。

診察室に入ってくる女性たちからは、

「ずーっと、長いあいだ、こういうところができるのを待っていました」

という第一声が聞かれることが常だったのである。

わたしは、女性たちの、生い立ちから夫との出会いと歴史、家族関係、自分の内面の葛藤、現在の不調、生きがい、将来の不安にいたるまでを聞くことにした。

そして、女性の健康（身体面ばかりでなく、精神面、社会面までを含めて）に向きあおうとする私たち医療者と、多くの女性たちの出会いが、日本の女性たちに関する新しい発見をいくつも生み出すことになったのである。

ここで、保健・医療行政と少々のあつれきがあった。社会保険事務所から、「女性のための生涯医療センター」という名称について、説明を求められたのである。

つまり、医療機関はすべからく万人に開かれたものであるべきであり、女性の医療をうたうのは「いかがなものか」という件、また、センターとは、各科医療、健康診断、調査研究など、多機能を担う存在でなくてはならない、これらの名称を使う理由は何かという説明が求められたのである。

女性外来の意義

ここで、女性医療の意義をもう一度確認したい。

現代人は、多様でストレスの多い忙しい生活を送っている。それに伴って疾患構造も変化している。特に寝たきり・要介護者をこれ以上増やさないようにしたい。若年時からライフプランを明確にし、生涯健康を目標に、自己責任において疾病の予防・早期発見をしていくことが個々人にとって重要である。

健康が、単に身体的な病気がないばかりでなく、精神的、社会的にもよい状態であることをさすとすれば、これからのわが国における医療・保健は、多様な生活に対応し、かつこまやかな配慮に富んだ質の高い医療・情報サービスを提供しなければならない。

特に、女性のライフスタイルは二〇世紀後半になって激変したため、今や女性の健康問題は、妊娠出産を中心としたリプロダクティブ・ヘルスに限ったことばかりではなく、思春期、更年期、老年期などライフステージによっても異なっているし、かつ、就労しているかどうか、女性ホルモンの状態はどうか、生活様式や健康意識はどの程度か、家族との関係性はどうかなど、さまざまなファクターによって健康リスクが多様化してきている。

これらの種々のファクターに対応し、ふだんから健康意識を高め、疾病を予防し、疾病早期から、個人の身体的問題ばかりでなく、精神的・社会的問題にも対応していくことは、とりもなおさず、パートナーやその子ども、親などとの関係性を良好にしていくことにつながるし、家族全体の健康意識を高めて、みんなの健康を維持増進することになる。女性は、家族ばかりでなく、地域の健康の中心的担い手となっていることも多いため、女性の健康を考えることは、地域、社会の健康を増進させることにもつながる。

参考に、わたしが、総合女性外来を始めることになってから使っている問診表をお見せする。

これまでの女性医療（産婦人科）の問診表では、まず、既婚か未婚かから始まり、月経歴と妊娠歴、既往歴、夫の年齢と職業などを聞いたあとで、主訴（訴え）を聞くものが多かった。他方、以下に示す問診表は、訴えのあとに、女性の職業やライフスタイル、ホルモンステージがわかるように考え、それから女性に多い健康障害の有無、職場や家族との関係、個人の生き方や考え方を聞いている。今後、いろいろと工夫がなされて、女性外来の問診表は作られていくと思うが、とりあえず、心理カウンセラーや内科・泌尿器科など他科の医師たちに、ある程度評価されているので、今後の叩き台として、参考になればと思い掲載させていただく。

総合カウンセリング問診表

問診表

年　月　日　氏名（　　　　）

年齢（　　）歳

医師との相談の時間をより有意義にするため、その前に、ご相談点を整理するお手伝いをさせていただけたらと存じます。

さしつかえなければ以下の質問にお答えください。

疑問点は、ご遠慮なく看護婦におたずねください。

本日はどのようなきっかけでご相談にみえられましたか?

1．（　　　）医師に今までもかかっている
2．（　　　）さんに紹介された
3．（　　　）を見て知った
4．パンフレットをもらった、（　　　）さんから
5．その他

本日はどのようなことをご相談にみえられましたか?
1.健康診断を受けたい　特に気になること（　　　）
2.月経の障害……痛み、量、周期、月経前、その他（　　　）
3.妊娠……妊娠、避妊、不妊、妊娠の合併症（　　　）
その他（　　　）
4.子宮や卵巣の病気……子宮筋腫、子宮内膜症、卵巣のう腫、
子宮頚がん、子宮体がん、卵巣がん、その他（　　　）
5.乳房の異常……しこり、はり、痛み、乳汁分泌
6.更年期の症状……のぼせ、動悸、ふらつき、肩こり、関節痛
7.性感染症の心配
8.出血、おりもの、かゆみ
9.排尿の障害……尿もれ、頻尿、排尿痛
尿の回数は一日何回ですか。
そのうち就寝から起床までの回数は何回ですか。　回
排尿に伴う不快な症状はありますか。　あり　なし
それはどのような症状ですか。
尿もれはありますか。　あり　なし

10. 排便の障害……便秘、下痢

11. 痛み……頭痛、腰痛、腹痛、乳房痛、関節痛、肩痛

　その他（　　　　　　　　　　　）

12. 皮膚の異常……できもの、発疹、しみ、シワ、かゆみ、頭髪

　その他（　　　　　　　　　　　）

13. めまい、耳鳴り、視力、視野の異常

14. 生活の不調……不眠、眠気、食欲の亢進・減退、体重増減

15. 持病や病気の不安……高血圧、心臓病、動脈硬化、狭心症、脳梗塞、糖尿病、甲状腺の

　病気、血液の病気、免疫の病気、その他（　　　　　　　　　　）

16. 精神の変調……落ちこみ、うつ、イライラ、興奮、記憶の低下

　その他（　　　　　　　　　　）

17. 人間関係の悩み……パートナー、親子、職場、その他　誰と（　　　　　　　　）

18. 性生活の悩み……

19. その他

以上について何をお聞きになりたいですか?

1. 本当の病気か否か知りたい(診断)
2. 詳しい情報が欲しい(情報)
3. 他で治療中であるがこれでよいのかどうか知りたい(セカンドオピニオン)
4. 治療を受けたい(治療)
5. よりよい医師・医療機関を紹介してほしい(紹介)
6. その他

あなたの背景についてお聞きします。

月経……順調　不順　閉経した(　　)歳で　その他(　　)
性交の経験・・　ある　ない　その他(　　)
妊娠歴……妊娠したことが　ある　ない
　　出産したことが　ある　ない
　妊娠……人工妊娠中絶　回　流産　回
　出産……経膣分娩　回　帝王切開　回
　その他(　　)
結婚……未婚　既婚　事実婚　離別　死別

既往歴……

今までに病気・大きな手術・輸血の経験はありますか？

病名（　　　　　　　　　　　　）

手術　　ある　　ない　　才　手術名（　　　　　　　　　　）

輸血　　ある　　ない

現在他で通院あるいはフォローアップされている病気はありますか？

ある　　　ない

病名（　　　　　　　　　　　　）

また、かかっている医療機関の名前は？（　　　　　　　　）

医師の名前は？（　　　　　　　　）

現在お飲みになっている薬はありますか?
ある　ない
ある方は、わかる範囲で名前を書いてください
（　　　　　　　　　　　　　　　　　　）

家族歴……
血縁の家族に以下の病気はありますか
高血圧、糖尿病、心筋梗塞、脳卒中、心臓病、がん、血液疾患、甲状腺疾患、膠原病、早発痴呆、骨粗鬆症、精神病
誰が
実父
実母
兄弟（姉、妹、兄、弟）
子（　　　）
その他（　　　　　　　　　　）

家族……同居の家族はどなたですか?（　　　　　　　）
あなたの健康についてどなたに相談されますか?（　　　　　）

仕事……ご職業は？（　　　　　　　　　　　　　　　　）
フルタイム　パートタイム　アルバイト　専業主婦　学生　その他

生活習慣……喫煙　する　しない
飲酒　する　しない
食事や睡眠について何か問題を感じていらしたらお書きください。
（　　　　　　　　　　　　　　　　　　　　　　　　　　　　　）

人間関係……家族や仕事先、地域での人間関係はいかがですか？
良好　不良（誰と　　　　　　　　　　　　　　　　　　　　）

趣味・生きがい……日常生活で特にお好きなこと、目標にしていることはありますか？

その他何かお聞きになりたいこと、相談したいこと等ありましたらお書きください。

5章　女性たちの話を聞き続けて見えてきたもの

総合女性医療を実現するためのヒント

現在、日本各地で、女性外来の試みがなされている。そのなかには、これまであげたさまざまな取り組みをいくつか実現させているところもあるし、既存の医療施設（病院）のなかに、一部門として設置され機能しているところもある。女性医師を置き、女性を対象とした健康相談、各科への振り分けのみを行っているところもある。

しかし、これまでの医療そして、保険医療制度が、〝疾患の診断と治療〟を目的として発展してきたシステムであるのに対し、どちらかといえば、**女性医療の分野は、情報提供、**

保健教育、疾患予防、症状の緩和、メンタルケア、エンパワーメントなどの役割が主であって、これまでの医療、保険では扱ってこなかった新しいフィールドの仕事であるといえよう。

しかし、医療費の削減、健康の増進、家庭や地域や職場の活性化という面からも、たいへん費用対効果の大きい事業であることは間違いない。その少ない費用(介護や疾患の治療費に比べて!)を誰が負担するか、という問題は、国の保健政策のポリシーによって決まるだろうが、少なくとも、女性たちは、「自分が長いあいだ、健康で生き生きと、自信をもって暮らせるためには、少々の自己負担は惜しくない」と考えているのである。これはすばらしいことではないか?

(こんなに大事なことを、個人の負担としておしつけていいものか、とわたしは思うけれど。)

女性たちが人生を自分のものにするために

現代の日本女性は、人類にとって前人未到の領域に踏みこんでいる。つまり、世界一長い人生を、高学歴で、職業をもって自己実現しつつ、従来の女性の役割であった、出産育児をも担っていこうとしている。相変わらず家事や育児の負担は夫より大きく、家庭においてはホームキーピングをし、家族の健康管理センターたる役割ももっている。しかし、一方の職場では、永年勤続しても満足に評価されることのない出世や給与の体系に甘んじている。このように、大きなストレスをもち、悩み、自信を失い、方向性を見失いやすい現代女性を、身体面ばかりでなく、精神的、社会的にバックアップするのが女性医療であり、生涯女性健康施策であるべきであろう。

そして、一人一人の女性が、自分の人生の価値をしっかりと認識し、ゆるぎない自信をもって生きていけるようになったとき、男性も、子どもも、やはり安定した幸福な状態であろうことは間違いない。だから、女性医療は、女性のためであるようであって、実は女性ばかりのためではない。万人に還元される医療といえる。

女性外来で健康相談を担当してみて

女性外来に受診してきた女性たちの年代は、一〇代から九〇代まで各年代にわたる。当初は二〇代、三〇代、四〇代が二割強ずつでやや多かったが、時間がたつにつれて、一度受診した女性が母親を連れてきたり、娘を連れてきたりするケースが増えた。姉妹やおばめい、友人など、一人が周囲の女性を次々に連れてくることもめずらしくなく、受診希望者は増えるいっぽうとなる。また、初めて来た女性が再来する割合は九割以上であった。なるべく、自宅近くの病院、医院に通うように話していたが、そのほとんどが、現在かかっている医師の説明や治療方針に不安を感じセカンドオピニオンが欲しいと言ってきた女性、情報を求めてきただけの女性たちも含め、再来し診察や検査を受けることを希望した。

また、訴えについて、多い順にあげると、まず圧倒的に多かったのは月経障害である。月経痛・腹痛、無月経・月経不順、ＰＭＳ（月経前症候群）、過多月経や不正出血だけで半数弱おり、既存の産婦人科への受診を躊躇している様子がうかがえた。やはり、「産婦人科」には、妊娠、子宮筋腫など特別の状態でないとかかりにくいらしい。うつ・落ち込みがそれに続き、子宮筋腫・卵巣のう腫の不安や相談、肩こり・関節痛、子宮内膜症の訴えがそれに続いた。

何も症状がなくても、婦人科や乳がんの検診を受けたことがないので検診を希望すると言って来た女性も多かった。ほかに、内科系疾患（消化器疾患、生活習慣病、循環器疾患など）、帯下や陰部のかゆみ、めまい・ふらつき、不妊、不眠、パニック障害、動悸・発汗・のぼせ、頻尿、尿検査異常、ニキビ・多毛、アトピー、皮膚のかゆみ、乳房のしこり、尿失禁、倦怠感や易疲労、ピル希望、婦人科がん疑い、性交痛、子宮脱、乳汁分泌、骨や関節の疾患、偏頭痛、習慣流産などの訴えもあった。

ここで特筆したいことは、女性外来に来た女性たちの、訴えの約八割は産婦人科関係であったことである。月経障害、更年期関連、がん検診、妊娠への不安などの対応をすれば、およそ七〜八割女性たちの希望に応えられる。そして、リクエストは、不安や緊張、不眠、パニック障害、摂食障害などに対応する精神科・心療内科、乳腺診断、内科、泌尿器科、皮膚科という順番になった。訴えによく耳をかたむけて不安を理解し、基礎的なことがらをわかりやすく説明してある程度安心できるようにし、次にどのような検査や治療があるかを知らせる。そして、受診するかどうかを考えてもらう。もちろん、これまで主治医がいてすでに検査や治療が行われている場合は、重複して行う必要はないわけである。

しかし、八割弱の女性たちは、引き続き産婦人科の診療に進み、二割の女性たちは、精神科・診療内科の診察を希望した。心理カウンセリングを受けた女性たちもいた。

また、乳がん検診の必要性についてお話すると、たいへん喜ばれ三割の女性が希望した。これには、他の懸案事項が片づいてからあとでぜひ受けたいという女性たちは含まれていない。そこまで含むと五割を超えるであろう。やはり、産婦人科領域と、乳房、泌尿器科、肛門科など、見せるのが恥ずかしいと感じられる科は、女性医師の診療を望む女性が圧倒的に多いようだ。日本女性の羞恥心の強さが感じられる。また、そもそも男性医師の前では、緊張して、話がしにくいと訴えた女性たちが多いのには驚かされた（もっとも、忙しがって断定的に診療を進める医師に対して、緊張して話がしにくくなるのは当然のことかもしれない）。

この経験を通して見えてきたのは、女性医療では、まず、受診のしきいの低い相談窓口が必要だということ、その相談役として、産婦人科医、あるいは助産師などリプロダクティブ・ヘルスに関する知識と経験が豊かなスタッフがあたるのが妥当であるということである。それも、女性たちが話しやすいように、プライバシーの守られるゆったりとした空間と時間が必要であるし、応対するのは男性ではなく女性のほうがよいという事実である。

アメリカでは、女性外来も男性医師が応対しているケースがあるが、日本女性の場合、男性に対する緊張が強いので、とにかく現状では、入り口はやさしい女性（これが重要）が応対したほうがスムーズにいくだろう。

この際、心理カウンセラーやソーシャルワーカーなど、心理的、社会的問題についても対応できるコメディカルといっしょに、あるいは連携して診療にあたるほうがよい。産婦人科医一人に、心理的・精神的問題や家庭問題、職場問題に対応する能力（知識と経験）までも望むのは無理がある。もちろん、その能力のある医師もいるが、女性医療をするにあたっては、個人がすべてに対応できなくても、さまざまな専門家がいればよいのである。

患者にとっても、専門家が数人でいっしょに自分の訴えを聞いてくれ、それぞれの立場から意見を出してもらって、その日のうちに矛盾のない診療の方向性をうちだせるのは、とても心強いものである。もちろん、はじめに、それぞれが自己紹介し、いっしょに話を聞いてもよいのかどうかの許可を求めるのは、当然の手続きといえるだろう。

このように、「すべて女性医師」「ゆったりとお話をお聞きします」ということを謳う女性外来をやってみると、診察室に入ってくる女性たちから、〝よーし、なんでも話すぞ。

納得するまで聞いて帰るぞ〟という意気込みが感じられるものだ。こちらも、自費相談とする場合には、かえって〝お金をとる限りは、しっかり聞いて真剣に向きあわなければ〟という気持ちが自然とめばえ、熱心に話を聞くようになる。

たとえば、「生理痛が最近ひどいんです。中学ぐらいのころはもちろん重かったんですけど、だんだんそうでもなくなっていて、大学を卒業して今の会社に入ってからは、またたんだん痛くなりました。最近は、生理前からめまいと頭痛もおこり、うつになってしまって、一週間も寝こむほどなんです」という訴えに対しては、「それは、どんな時期からどういうふうに始まったの?」という調子で聞くことになる。果ては家族や同僚との人間関係などについてまで聞く。その結果、このようなPMS(月経前症候群)をもたらすにいたった、精神的、社会的な要因について明らかにすることができるのである。

その後、器質的疾患の除外のための婦人科の診察や、内科の基礎疾患の有無の検索に入っていくのだが、その過程で心理カウンセラーとの面談につなげたり、鍼灸や気功などの代替医療を紹介したり、上司や会社との勤務条件の交渉、今後の転職計画への相談窓口を紹介するなどの、さまざまな対応が予想される。

このように、女性外来では、今までの医療機関とはずいぶん違った雰囲気で診療が行われる。もちろん、手段として多いのは、婦人科の診察や検査だったり、鎮痛剤や入眠剤の処方になるわけだが、実際に提供されているのは、情報や、励ましや、安心感の方かもしれない。このような対応は、たぶん、今まで実は女性たちが病院に求めたかったのだが、三分診療では求めるべくもなかった。これらの要望をこまかく拾いあげることが、女性外来の将来像だろうと思う。

このようなゆったりした診療をしていては、経営がなりたたないのではないかと心配される人たちもいる。私は、それに反論できるひとつの方向性は「さまざまな専門家の連携(コラボレーション)」ではないかと考えている。もちろん、そのなかには、産婦人科、内科、精神科など医師たちの連携も含むが、医師は人件費が高い。重要なのは、看護師・保健師・助産師や、臨床心理士、精神保健福祉士、薬剤師など、コメディカルと呼ばれる専門家たちによるチーム医療である。そしてまた、患者団体やボランティアグループなどたくさんの女性たちのネットワークも重要である。彼女たちと連携することによって、診療に本当に女性のニーズが反映され、有効なネットワークが組め、個々の患者の必要に応じて変幻自在となるだろう。結果として、患者満足度が上がることが期待される。

わたしは、試みに、女性の健康問題に意識の高い、精神保健福祉士(ソーシャルワーカー・カウンセラー）といっしょに女性の話を聞いている。彼女に、わたしの診療や方向性を補完するような情報提供をしてもらったり、患者の成育環境や家族との関係をくわしく聞き出し、整理して心理カウンセリングにつなげてもらったり、あるいは行政や他の機関など社会資源への橋渡しをしてもらったりしている。これによって、多様なニーズに早く対応できるし、診療の効率も上がり、一人で頑張るよりかえってたくさんの患者さんを診られるようになった。同時に患者満足度もたいへん高くなった。

受診した女性たちの満足度についてアンケートをとったので、表1に紹介する。

多かった不満点は、電話がつながらない、予約がとりにくい、待ち時間が長い、の3点であり、好評な点は、リラックスして聞きたいことが聞けた、くわしく説明してもらい頭のすみにひっかかっていたものがすっきりして晴れ晴れとした気持ちになった、などが代表的であった。

表1　女性外来受診者アンケート結果（回答者289名）

受診した理由

女性医師ばかりだから	182
女性に必要な診療科があるから	175
心身を総合的に診てもらえるから	161
健康保険が使えるから	76
メディアに紹介されたから	70
どの科にかかればよいかわからない	50
かかりたい医師がいるから	46
人にすすめられたから	36
その他	17

満足したか

満足　202、　まあまあ　26、　不満足　4

診療システム	満足　108、	不満足　7
診療内容	満足　102、	不満足　2
医師の説明・態度	満足　229、	不満足　7
スタッフの応対	満足　180、	不満足　2
インテリア	満足　110	
予約システム		不満足　25
料金の設定		不満足　7

6章　だから私は女性を専門に診る総合医療を目指す

女性医療のこれから

女性たちが望んでいることに応え、かつ新しい医療形態として成り立つ診療システムについて考えてみた。

1. お試し受診の実現

「医師との相性があるので、一回目はお試しという感じで、気軽にかかれたらいいいな」という意見があった。

それならば、ゆっくり話をするための自費診療の日（お試し受診、相談だけの日、ゆっくりお話外来、総合カウンセリングなど名称はいろいろ考えられる）を、保険診療とは別枠で設定するのはどうだろうか。

これに対しては、自費でも女性たちに容認されることがわかった。外来受診者で、最初の自費相談料が高いと答えた女性は少数だった。このことを容認できる女性たちは、首都圏・都市圏ばかりの女性たちばかりではないと思う。なぜなら、ぜひ相談したいという電話は、全国からかかってくるからで、北海道や九州の女性が東京まで来るのもめずらしくない。逆に、福岡から東京に転居したが、福岡の女性医師にかかるために、年に二回、乳房検診に通っているという女性たちもいる。女性たちは、一度、この医師、この医療機関と信頼すると、お金と時間をかけても、納得する医療を受けたいという気持ちがあるのである。これこそ、「生涯のかかりつけ」という意識ではないだろうか。

そして、最初の日は、実際の診療には入らず、お話だけでもよい。

女性たちにとって、今日はお話だけ、という心づもりは、かえってリラックスできるようである。気が重い内診がないというだけで、受診してみようかという気になる場合もある。

だから、初日は、医師や医療機関と女性たちのお見合いのようなものである。話しながら、女性たちは、この医師が信頼に足るのか、自分の疑問に応えてくれるのか、話しやすいか、相性が合うのかを判断することができる。

女性たちが望んでいるのは、信頼できる医師に出会い、自分にとって大事な情報を得ること、気がかりな自分の疾患の治療、予後、ケアについて納得できるセカンドオピニオンを得ること、必要な医療について良い医師や施設を紹介してもらうこと、自分の健康リスクについて判断してもらい、これから必要な検診の項目とその重要性について、理由とともに教えてもらうこと、これまで行った、バラバラな検診について、きちんとした解釈・説明を受け、これからの生活で何に気をつけたらいいかを示してもらうことなどである。

だから、最初の一回は、お話だけでもよいのである。

2. 女性のためのチームによる診療

気軽に利用できるメンタルケアが必要とされている。

「メンタルケアの専門家が、病院内にいたらいいなあ」という声もよく聞かれる。

これまでは、女性たちにとって、安心できる医療機関さがしは、主に医師さがしであった。しかし、医師側にしてみれば、一人一人の女性の診療に三〇分や一時間もかかるようであれば、診療が成り立たないのは自明である。

そこで、女性医療という「テーマ」を共有する医師とコメディカルをチームとした、総合医療を提案する。助産師（リプロダクティブ・ヘルスケアに関する専門家）、ソーシャルワーカー、心理カウンセラー、労務カウンセラー（働く女性の権利のアドバイザー）など、医師ばかりでなく、総合的に女性の健康をサポートできるコメディカルが常駐し、互いの協力によって診療とケアを進めていくのはいかがだろうか。

たとえば、問診は助産師により二〇分、医師との面談は二〇分、心理カウンセラーなどと今後のカウンセリングや診療の進め方についての相談二〇分など、約一時間の診療を、初回の自費診療の柱とする方法もある。ほかに、ライブラリーやインターネットが常備されていて、スタッフが検索の相談に乗ってくれ、欲しい情報を集めることができるなどの特典もあれば、「何かのときにはすぐに相談しよう」という気になるだろう。当然、周囲の女性が困っている時には、紹介してあげようとするだろう。

女性たちにとっても、カウンセラーや薬剤師など、医師が提供できない専門知識やこまやかなケアの技術をもったスタッフがいて、いつでも疑問や不安に応えてくれる体制があれば、たいへん安心だし、ふだんからウイメンズヘルスに関してある程度の知識と理解をもつことも可能となって、より大きな安心が得られるようになる。

この医療チームのメリットは、女性の健康不安、診療への不満に即座に対応できることである。個々人に対して、臨機応変に医療とヘルスケアを提供できる。また、医療ばかりでなく、保健、介護、心理、栄養や運動、代替医療、行政、産業など関連する分野が広がるため、どの分野の誰に相談するとより適切に対応できるかなど、情報やネットワークが広がって、紹介先も増えるなどのメリットもある。

3. 女性ドック、女性健康診断のニーズ

女性たちは、「一度も検診を受けたことがないので不安だ」「検診を受けたが、十分説明してもらえなかった」「検診の結果をもらっても、自分が部分的に調べられただけで、わたしの全体を診てもらってないと感じる」「ドックの結果をもってきたので、足りない検査をやってほしい」「これからどのようなことに気をつけてどのように生きていったらよいのか教えてください」と言ってやってくる。

わたしは、検査の結果を見せてもらい、その内容について説明し、足りない検査と必要性の薄い検査を言い（特に性差と年齢と、個人のリスクを考慮しながら）、全体を把握したうえで、その女性のライフスタイルや今後の人生設計に役に立つようなアドバイスをする。とても喜ばれる。

しかし、女性にとって、何が健康リスクで、どのような検診（チェック）をすれば、今後の生活管理に実際に役に立つのかが、患者にとっても医療者にとっても明確でないような既存のドックや健康診断には驚くばかりである。彼女が何歳で、どのようなホルモンステージにいるのか、どのようなライフスタイルをもっているのかによって、何が大事な健康リスクなのかを、健康診断業者は考えたことがあるのだろうか？　そもそも、男性と女性の検診項目が違うべきだということさえ、考えられていないのではないだろうか？

今後もし、女性のためのドックを考えるなら、まず、大きくは、「これから妊娠出産を考えているか（可能性があるか）」「妊娠出産をまったく考慮せず、自分だけの健康設計を考えるか」によって、検査項目の重要性も変わってくる。

また、検査そのものよりも、その結果をどう解釈して、どのように日常生活に生かすかのアドバイスのほうが、はるかに大事である。それも、男性と女性は、同じ検診と同じアドバイスでよいわけがない。男性と女性は、異なった肉体とメンタリティをもっており、異なった社会生活をしており、異なった生活意識をもっている。少なくとも、現在では、それがわかってきている。また、同じ女性でも、仕事をしているか否か、小さな子どもを育てているか否かによっても、生活スタイルはまったく違う。当然、健康リスクも異なってくる。女性のライフステージを、考慮しなくてはならない。また、メンタルケアもしなくてはならない。

わたしが考えた、簡単な女性用のドック案のひとつを以下に示すが、できたら、思春期、老年期などの年代別、ライフスタイル別などの、こまやかな健康診断が望ましい。

女性ドック案――リプロ世代（一〇代～四〇代前半、妊娠の可能性のある女性）とメノポーズ世代（四〇代後半～、閉経と閉経後の女性）に分ける方法

リプロ世代（一〇代～四〇代前半、妊娠の可能性のある女性）

1. 身長、体重、血圧、基礎体温の判定（希望者）
2. 血液検査　血算（貧血検査など）、生化学検査（肝機能、腎機能、コレス

テロール値など)、甲状腺機能検査、自己抗体、女性ホルモン値
3. 尿検査
4. 心電図
5. 婦人科検診　内診、子宮頸部細胞診、頚膣超音波検査、STDチェック
(一般培養・クラミジア、淋菌など)
6. 乳房検診　乳房診断(触診、超音波、自己検診のしかた説明)
7. 食生活チェック
8. メンタルチェック
9. 結果説明と健康アドバイス、リプロ指導(避妊と性感染症予防)
オプション＝胸部X-p、マンモグラフィー、腹部超音波、消化器内視鏡
検査、体重コントロール指導、骨密度測定
自律神経訓練法
キャリアとエンパワーのためのメンタルアドバイス

メノポーズ世代(四〇代後半〜、閉経と閉経後の女性)

1. 血圧、体重、血圧、基礎体温の判定（希望者）
2. 血液検査　血算、生化、甲状腺機能検査、自己抗体検査、血糖
3. 尿検
4. 心電図、胸部X－p
5. 骨密度測定
6. 婦人科検診　内診、コルポ、子宮頸部細胞診、子宮内膜細胞診、
頚膣超音波、
7. 乳房検診（触診、超音波、自己チェックのしかた指導、マンモグラフィー）
8. 食生活チェック、運動チェック
9. メンタルチェック、
10. 結果説明と健康アドバイス、HRT（女性ホルモン補充療法）の紹介
オプション＝更年期障害チェック、女性ホルモン値測定、腹部超音波検査、
消化器内視鏡検査、体重コントロール指導、尿失禁チェック
キャリアとエンパワーのためのメンタルアドバイス

女性ホルモンの働きへの理解は女性の健康にとって不可欠である。たとえ、まったく使わなくても、ピルやＨＲＴ（女性ホルモン補充療法）に関して理解しているかどうかが、女性の生活と健康のＱＯＬに関係してくる。もちろん、ピルもＨＲＴも単なるひとつの薬剤利用法にすぎないわけであるが、日本女性は、性やホルモンに対する偏見、羞恥、無理解のために、たいへん大きな損をしている面がある。それは、自分の体のしくみや女性ホルモンの働きについて無知だということの表れである。

こうした情報不足を克服するために、ドックや検診の機会を利用して、「健康教育」ともいうべき、女性の健康に関する情報提供をしていけたら、たいへん役に立つであろう。少なくとも、まったく何もわからずに、不正出血や月経不順、更年期の不調に悩んだり不安にさいなまれたりすることは少なくなるはずである。

４．健康教育、性と健康に関する情報提供

以下は、わたしが女性たちの理解のために簡単な表現でホルモン療法のメリットを説明した文である。参考までに、供覧したい。もちろん、厳密に医学的にいえば違う、という

ところもある。しかし、少なくとも、女性ホルモンについて、前向きな認識を育てるためには、この程度のことをいい、「読みましたか?」「どう思いました?」「何か、質問は?」「不安なことはありますか?」という対話を繰り返すことによって、理解を深めていってもらうほうが、ずっと健康にとってのメリットが高いと考えている。このような対話を通じて、自分が抱いていた漠然とした不安をぬぐいさり、体やホルモンステージに対して理解し、また、お互いに気安く話せる関係が作れる。この時、絶対にこちらの考えをおしつけないように気をつけている。いつも「選ぶのはあなたです。あなたは、あなた自身のものっている条件のなかで、どのような挑戦もできるし、いつでも修正ができる。わたしたちはいつでもあなたの決定をサポートしていきます」というメッセージを出し続けることが大切である。

ピル(低用量ピル)をお飲みになるかたへ

ピルは、避妊以外にも以下のような目的で使用されます。

月経困難症の改善。月経痛と月経量を減らします。

ＰＭＳ（月経前症候群）の緩和。
過多月経による貧血の改善。
月経不順の治療。
卵巣機能不全の治療。
更年期症状の緩和。
骨粗鬆症の予防、卵巣ガン・子宮体ガンの予防。
卵巣のう腫や良性乳腺腫瘍の予防。
ニキビと多毛症の治療。
子宮内膜症の進行・再発の抑制。
他

飲み方
一日一錠ずつ、だいたい時間を決めてお飲みください。
三週間のピルのあと、一週間の休薬期間あるいは偽薬期間があります。
この間に生理様の出血がありますが、量は少なめです。

三週間飲み終わっていれば一週間の休薬中もホルモン効果は持続します。
飲みはじめの一～二週間めは、嘔気・頭痛・倦怠を感じる人がいます。
飲み続けていればこのような症状は消えていきます。
飲み忘れても、その時点で飲むか翌日二錠飲めば効果は持続します。

注意

飲み忘れが多いと不正出血しやすくなりますが心配ありません。
ふだんから、がん健診をしておきましょう。
(年に一度の子宮頚がんと乳がんの健診はだれにとっても重要です。)
血栓症など生命に関わる副作用は一万人に二人程度です。
喫煙と加齢が重なるとこのような副作用が起きる危険性があります。
喫煙は血管を脆弱にし血栓症や心筋梗塞を起こします。禁煙しましょう。

女性ホルモン補充療法（HRT）について

目的

更年期症状の緩和（のぼせ、発汗、動悸、頭痛、肩こり、関節痛、落ちこみ、イライラ、易疲労、倦怠、不眠など）

女性ホルモン欠乏症状の緩和（膣の乾燥、性交痛、外陰部痛、皮膚のかゆみ、尿失禁や頻尿など）

骨粗鬆症の予防（骨密度減少の抑制）

動脈硬化の予防

ボケの予防

大腸ガンの予防　など

適応

乳がん、子宮体がんのない人

血栓症や心筋梗塞の既往のない人

重い心臓病、肝臓病などのない人

方法

女性ホルモンであるエストロゲンを内服あるいはパッチ剤として用いる。

〈例〉プレマリン〇・六二五mg　一日一錠ずつ内服

　エストリール一mg　一日一錠ずつ内服

　エストラダームＴＴＳ　二日に一枚ずつ貼布

長期にホルモン補充をする場合（数年以上）は、エストロゲンのみではなくプロゲステロンを併用すると子宮体ガンのリスクを減らせる。

〈例〉プロベラ二・五mg　一カ月のうち一〇日間のみ一日一錠ずつ併用

　プロベラ二・五mg　一日一錠ずつエストロゲンと併用して内服

注意

プロゲステロンを併用すると性器出血を伴うことが多い。

エストロゲン単独では出血することは少ない。

ＨＲＴの当初には、乳緊、膣分泌物の増加を自覚することが多い。

たいていの五〇代以降の女性は、安全にＨＲＴができます。ガンを誘発するということはありません。

他の薬剤との併用もできます。

女性ホルモンは、若さと健康を保つためのサプリメントともいえます。ぜひ、お試しください。

5. 婦人科診療のコツ

以下は、女性外来の婦人科医のなかで、お互いに矛盾がないように、診療の方針を決めたものである。

細かいようであるが、検査や内診をするときに、何をするのか、何を目的としているのか、説明されないと不安なものであるし、自分が主体であるという自覚がもてないものである。また、超音波写真やパンフレットは、家に帰ってからもう一度見たりして、認識を深めたり疑問を解消するのに役立つ。もっと、ふだんの診療のなかでも活用すべきであると思っている。製薬会社、患者さんの自助団体など、良いパンフレットをたくさん作っている。

もちろん、オリジナルの説明書やメッセージをもらうのも、女性たちにとってはうれしいものである。

1．患者さんによく説明し、希望のある項目の検査と診察をすること。内診を希望しない場合はしなくてよい。（希望のあるときにはいつでもできることを言う。）

2．膣鏡の挿入、スメア、培養やクラミジア検査など、説明しながら行い、超音波画像は見せながら画像の説明をする。コピーをとり写真をさしあげる。内診は、患者の様子（痛がりかたや、緊張の具合など）を見ながら行ったほうがよい。また、患者も、何をされているのか確認できるほうが安心する。したがって、お腹の上のカーテンは原則としてひかないことにするが、年配の女性など、顔をかくすことを希望するかたもいる。患者の希望を優先する。

3．ピルとＨＲＴは、一般に不安や偏見が強いので、安心して内服できるように、その効用について強調する。また、内服法や副作用について、疑問のあるさいは、いつでも相談してほしいことを伝える。プリント、パンフレット等も利用する。

4. 患者の疑問、診療方針のことなどに迷うようなら、婦人科医どうしで、あるいはコメディカル、他科の医師などに、すぐ相談すること。

女性たちの願望をもとに（医療行政へのヒント）

これまで聞きとってきた、女性たちの女性医療に対する意見や希望をもとに、今後の女性医療システムの方向性を考えてみた。

1. 女性医療・保健の一元化

「『女性科』などと名称がついていて、若い女性の医療に力を入れてくださるところがあれば、行きやすいんですけど」という若い女性の意見。

診療科名のひとつとして、女性診療科を作る。あるいは、上記のような目的と機能をもった医療機関に対して、「女性医療センター」「ウイメンズヘルス　クリニック」などの名称が、一般的になればよいと思う。

あるいは、「思春期クリニック」「更年期センター」など、対象とする年代や目的別に機能分化してもよい。

わが国では、これまで医療機関名に、法律で定められた診療科名以外のものがつけられることがなかった。「女性」「更年期」などは許されなかったようである。

しかし、女性医療の目的は、女性がまず医療機関にアクセスすることを通じて、カップルやファミリーのケアにつなげることであるともいえる。また、これまで述べたように、医学・医療の見方が、男性の視点に偏っており、「女性の」医学・医療に着目することが重要である現在、「女性の」診療を掲げる医療施設があってもよいのではないだろうか。

もちろん、相談やカウンセリング、情報提供は、カップルや親子を対象にして行われることも多く、実態としては、女性だけしか対象としないわけではない。が、「女性医療・保健を推進することを主目的とした」ことを謳い、女性たちが受診しやすくすることは、一生涯を通じた女性の保健や疾患予防のためにも、また、精神的安心のためにも重要である。

2. 女性医療、保健に関する総合的な医学教育、医療の教育をする

女性の体調不良は、複合的に表れることが多く、その多くは、ホルモン失調—精神失調—自律神経失調—各臓器の機能失調の複合的な（Bio-psyco-social）状態であることを、どの医師・医療者・行政者も知ってほしい。

これは、看護など保健の分野ばかりではなく、女性の健康に関わる、内科、精神科、泌尿器科、脳外科、耳鼻科、眼科、整形外科など各科の医師たちにとっても、診療のなかで考慮できるようになってほしいことである。すなわち、どの科に進む医師にとっても、女性のライフステージと女性ホルモンの関係、女性に多い健康障害、未病の分野のケア、リプロダクティブ・ヘルス／ライツ（性の健康問題）、女性に多い疾患の予防、女性の社会問題が及ぼす健康への影響、女性の人権に関わる健康問題などについて理解を深めなくてはならない。これらは、アメリカですでに一〇年ほど前から実際に行われていることがらであり、かの国では、現在ほとんどの医科大学、大学病院で（産婦人科とは別に）教育が行われている。これまでの医学・医療が男性をその対象として偏って発展してきたものである以上、現時点では必要なことであるといえよう。

る。

3. 女性のための総合診療体制（ネットワーク）の構築

また、このような教育を受けた各科医師たちによる協力診療体制を作ることも大切である。

たとえば、四〇代以上の女性には、卵巣機能の停止に伴う、全身の変化や更年期症状、疾病リスクの増大について考慮した診療が必要である。

卵巣ホルモン（女性ホルモンのひとつであるエストロゲン）には、生殖以外にも、全身をつかさどるな役割がある。たとえば、心臓や血管の内膜を安定させる効果、コレステロールを下げ、動脈効果を予防する効果がある。また、骨の強度を保つ効果があり、破骨細胞を抑制し骨粗鬆症を予防することがわかっている。ほかにも、脳を保護したり、消化管を保護したり、皮膚や粘膜、関節や軟骨を守る働きもある。だから、五〇代以上の女性が、コレステロール値が上がって肥満、高血圧になったり、骨量が減少して腰痛、骨折をおこしやすくなったり、胃腸の働きが落ちて消化不良、下痢、便秘をおこしやすくなったり、記憶力が低下し人格が頑固になったり、蕁麻疹や湿疹、掻痒症など皮膚のトラブルをおこしやすくなったりするのは、エストロゲンの欠乏と関係がある。

また、卵巣ホルモンの分泌は、脳の視床下部・下垂体系からのコントロールを受けているが、卵巣機能が減少あるいは停止すると、フィードバック機構により、当然、視床下部・下垂体系も影響を受ける。これらのコントロールタワーは、情動や自律神経、および他のホルモンすべてのコントロールも行っているところである。イライラやうつ、動悸や発汗などの精神失調、自律神経失調もおきるし、甲状腺や副腎皮質など他のホルモン系、免疫系などに影響を与えることも想像に難くない。

更年期（四〇歳代以上～六〇歳代ぐらい）の、全身的な体調不良は、これらのホルモン変化への知識がなくては診られないと言っても過言ではないだろう。

現在、関節痛で整形外科を受診した中高年女性を、あるいはめまいやふらつきで脳外科を受診した女性を、飲みこみにくい、口が乾く、味が変わったと耳鼻科を受診した女性を、うつや不眠で精神科を受診した女性を、だるい、元気が出ない、食欲が落ちたと内科を受診した女性を、それぞれの科の医師は、「女性ホルモン」を念頭に診てくれているだろうか？

これによって、「たらいまわし」が起きている現実は、まだあまり知られていない。これは、とりもなおさず女性たちにとってはＱＯＬを落とし、医療に対する不信・不満を増幅させることになっているし、医療側にとっては医療費と時間の無駄使いにほかならない。

女性の医療は女性を主体に構築する

これだけ女性たちに求められている女性医療や、一生涯を通じた女性の健康に関する保健サービスも、今は、行政や全国の大学病院・国公立病院の一部門として市民権を得るにはまだほど遠い。

しかし、昨今、女性外来が注目されるようになって、にわかにあちこちの大学や病院で、女性外来が設置されだしたのは事実である。女性外来って何？　とよく聞かれる。何をもって女性外来というかといっても、まだ基準のようなものはない。

今のところは、「女性が受診しやすい窓口として設けられた外来で、主に女性医師が診療にあたるところ」をさしているようだ。

これまでは、「女性の」医療をするところといえば、ほぼ産婦人科に限られていたし、以前には、女性の健康問題といえば、妊娠・出産の問題と、子宮や卵巣の病気に関するものに限られ、行政のなかで女性の健康を扱うところも、母子保健課だけであった。

しかし、現代の女性は、あまり子供を産まなくなった。月経が来て体のしくみが妊娠に備えるようになっても、まだまだ、学校に行き、仕事をし、出産しない。もしお産をして子どもを育てるようになっても、家庭にひきこもらず、ずっと社会とつながって生きていきたいと感じている。また、結婚しない、あるいは子どもを産まない生き方をする女性も多くなってきた。

したがって、女性の健康問題も、母子保健の時代とはまったく様変わりしている。現代の女性は、思春期の性の問題から、月経障害、自己の確立の問題、仕事と健康の両立、メンタリティの安定、生活習慣病、更年期や老年期の健康問題など、そのライフスタイルによって、またライフステージによって、さまざまな課題を抱えている。

こういう変化に、きちんと対応していこうとするのが、女性外来である。

そもそも、ウイメンズクリニックは、一九八〇年代のアメリカの、ウイメンズヘルス（女性の一生涯の健康）の意識の高まりに端を発している。それは、女性の健康問題に関する調査研究を行い、女性のおかれた身体的、精神的、社会的状況の影響を、客観的に評価して、次世代の健康政策や医療政策に役立てようという動きであった。男性中心に組みたてられたこれまでの医療や医学を見直し、男女の性差を考慮した研究と診療を行うために、アメリカのウイメンズクリニックは産婦人科とは別に作られた。最近では、全米で五〇以上の大学に設置され、女性の健康に関する研究や研修を行っている。

ここで忘れてならないのは、アメリカでは、「女性を中心に据えた」政策作りを、大原則にしてきたことである。性差（ジェンダー）に敏感で、当事者である女性の立場にたって考えられるのは、やはり女性に軍配が上がるからだ。

日本の女性たちは、まだ学会や病院のトップをとっていない。しかし、患者でもある女性たちが主体にならなければ、本当に女性に喜ばれる医療は実現しないとわたしは思う。

女性たちにわたしは言いたい。おしつけや、権威主義の感じられる患者不在の医療には、はっきり不満を言おう。目を肥やし、主役となって、医療を選んでいこうと。新しい女性医療を提案していくのは、女性たちでなくてはならない。それが、男性をも幸福にし、家族や地域をも健康にする効果があるからである。なぜなら、女性たちは誰しも、愛する夫や子ども、親の健康や幸せを抜きにしては、健康にも幸せにもなれないからだ。だから、医療をしっかりと育てていくためには、男女の協力が必要である。男女が協力してこそ、子どもたちの世代に自信をもって渡せる、よい医療が生み出されるにちがいないと思う。

今後の女性医療施設（女性外来）の計画

わたしたちは、二〇〇二年一〇月、東京都内（大田区池上）の住宅地に、ウイメンズクリニックを開設する。

「イギア・ウイメンズクリニック池上」（イギアはギリシャの健康の女神であるヒュギエイア）と名づけられたこのクリニックに、女性医師たち、コメディカルたちは、トータルな女性医療への熱意をもって臨んでいる。

とりあえず、内科医二名、産婦人科医四名、乳腺外科医、口腔外科医、心療内科、心理カウンセラー、助産師、薬剤師、栄養師、看護師、運動療法士が参加予定であるが、泌尿器科医、皮膚科医なども必要と思われる。女性のための総合クリニックである。

一人一人の女性が生き生きと輝いて生きていけるようにサポートしたいと、わたしたちは考えている。この目標を見失わない限り、どのような形態のクリニック、病院、検診センターも、女性たちに喜ばれ、受け入れられるであろう。

女性が主体となって、次世代のよい医療や保健のシステムを築いていけるよう、みんなで力を合わせていきたい。

わたしたちが目指す女性医療は、

①一人一人の女性を、尊厳のある個人としてトータルに診ようと努力する医療
②科や職能にとらわれず、目標と理念のために協力・連携ができるチーム医療
③幼児期から老年期まで、女性のライフステージとライフプランに沿い、かつ長期的視点に基づいた医療
④医療・保健のワクにとらわれず、教育、社会学、当事者団体、職業、環境、福祉など、複合的な視点から女性の健康を考えようとする医療

である。

それを実現する長期計画は、次のようになる（これは、ひとつの夢。だが、わたしたちがぜひ実現させたい夢である）。

一年後＝全国の数カ所で女性医療クリニックの成功を確認する。

評価の基準は、

①患者の満足。

②働く医師とスタッフの満足。
③事業体として成り立つこと。
④女性医療を実現する施設として社会に認知されること。
である。

三年後＝女性医療の存在が望ましいと感じ、理念を同じくする女性医師・コメディカル・当事者が全国にネットワークを作る。バラバラだった女性医療の概念や施設の乱立のなかから、本当に女性たちに望まれ歓迎される「システム」あるいは「基準」ができてくる。

五年後＝「女性を診るための医療」が医療の一分野として確立する。女性医療の理念をベースにした〝女性外来〟が、全国の多くの病院に設置され、女性医師・女性コメディカルが中心となって、データとノウハウが蓄積されていく。保健・医療行政のセクションのなかに、「女性の生涯健康課」ができる。

一〇年後＝〝総合女性医療センター〟が全国各地の大学病院、国立病院などに設置され、日本女性の疾患・健康リスクの特徴やメンタルケアの方法論などが明らかになる。日本の女性医療・保健のあるべき姿が行政、医療、一般女性にも見えてくる。日本の「女性医学」が体系化される。

また、医学部、保健教育の中で、「女性医療・保健」の理念と実践が示される。女性医療に深く関わる分野（産婦人科、内分泌内科、乳腺外科、精神科、心療内科、泌尿器科、皮膚科、形成外科など）の指導者の半数が、女性によって占められる。

三〇年後＝「女性」をわざわざ援護しなくても、社会のなかで、女性も男性も、子どもも、自己を否定されたり、生き方や考え方を規制されたりすることなく、常に一個人として大事にされ支援されるようになる。

最終目標は、個人が大事にされ尊重される医療と社会である。一人一人の人間が、人生において自己決定し、思う存分自分らしく生きることを支援されるようになれば、その健康（ウエルネス）はすでに実現できたといってもよい。女性も男性も、地域も社会も、幸福である。わざわざ「女性医療」を標榜する必要はなくなるだろう。

おわりに

結局、わたしが偏愛しているのは、自分自身かもしれない。

だから、自分を含む女性たちが、みな幸せになってほしいのだ。

病院を訪ねて来てくれた女性たちを、それぞれの人生の主人公として君臨させ、好きなように、生きることを謳歌してもらう。そのための診療に全身全霊をかたむけているといえる。なぜならわたしもそのような女性の一人として生きたいからだ。

高校の時、医学部を受けると言ったら、男子たちに「なんで医学部なんか受けるの。おかあさんになればいいじゃない。本当にかしこい女性はみなそうするよ」と言われた。そのころから、わたしの言うこと、することは、よくおせっかいな忠告の嵐にあった。

でも、だんだんそういう忠告を裏切るのが平気になり、快感になっていったあまのじゃくなわたしであった。「君は自分勝手は女性ではないよね。僕は信じている」という期待には、自分勝手な選択で応えてきたし、医学部卒業時に産婦人科を選ぼうとしたときも、「女性には無理だよ。産婦人科は外科系でたいへんだから。悪いことは言わないから、やさしいだんなさんを見つけて結婚しなさい」と言われたために、それでは婦人科医になろう、とはっきり決心したぐらいである。

地方の国立大学を卒業し、実家の医院をつぐことを拒否したわたしは、たくさんの人が生きている都会に出てきた。東京大学病院で研修し、医局で研修と研究を積み重ねながら、ずっとこのチャンスを待っていたのかもしれない。

一九九七年、産婦人科研修も一五年になろうというころから、「性と健康を考える女性専門家の会」を作って活動を始めた。女性の健康に関する科学的な情報の提供と、女性たちの自己決定をサポートする非営利組織である。ピルの認可問題で声を上げたのをきっかけに、「働く女性の健康」「一〇代の健康」「中高年女性の健康」「性感染症予防」「乳がん」「喫煙と女性の健康」などプロジェクトも次々にできて、現在では幅広く一生涯の女性の健康プランを支えるための啓発活動をしている。

個人としては、かねてより構想していた女性の総合クリニック実現へと動きだしている。

女性には、明らかな病気とはいえなくても、痛い、だるい、つらい症状があるものだ。たとえば、月経痛・月経不順や月経前症候群などの月経障害、不安・うつや緊張、頭痛、更年期障害や不眠など。これらは、今まで一般の医療施設を受診しても、異常はないと帰されたり、「うちでは診れないから○○科に行きなさい」とたらいまわしにされてきた。

わたしは、窓口をひとつにし、ゆっくり話をする時間をとり、産婦人科ばかりでなく、内科、精神科、泌尿器科、乳腺科など各科の医師や、看護師・助産師・薬剤師・心理カウンセラーなどコメディカルのスタッフがチームで対応しようと試みた。また、保険診療もできるが、ゆっくりとした相談には相応のお金を払ってもらうという試みもしてみた。その結果、全国から患者が殺到し、半年先まで予約がいっぱいという事態に陥ってしまったのである。予想はしていたものの、これほど熱烈に歓迎されるとは夢にも思わなかった。しかし、この臓器別の科のワクを超えた診療は、参加した医師たちにとっても、初めてであり、エキサイティングな経験だった。

現在、全国で、いくつもの総合女性クリニックの構想が進んでいる。理念に賛同する人々も集まっている。わたしは今、ようやく芽を出した女性のための総合医療（ジェンダー・センシティブ・メディスン）に、せっせと水をやり日にあてておお世話する園丁になっている。女性たちのためにできることが、何よりもうれしく毎日ワクワクする。

どの女性たちにもわがままな自分の夢を育てていってほしい。それが、私自身のわがままをめだたなくするコツだと思いつつ、診療のなかでせっせと女性たちの人生を応援し、わたしの知識と経験を捧げている。

わたしの人生は約半分過ぎたけれども、やりたかったことは今始めたばかり。わたし自身も、最後まで自分を愛し、自分を育てながら、楽しく生きていきたいと思う。

最後に、わたしを産婦人科医として育ててくれた東京大学産婦人科学教室と、性と健康を考える女性専門家の会の仲間たちへ、いつもわたしに真実を知らせてくれ、考え、勉強する機会を与えてくれる患者さんたちへ、つたない文章を、本にしようと辛抱強く励ましてくれた築地書館の土井二郎さん、そしてもちろん、わたしを愛し支えてくれる家族へ、心から感謝を捧げたいと思います。本当にありがとう。

26. Cheryl K. Warner, "Planning for Women's Health Care Services", *Women's Health Issues*, Vol.52, 1995
27. Lila A.Wallis et al., *Textbook of Women's Health*, Lippencott-Raven, 1998
28. The American Medical Women's Association, *The Women's Complete Wellness Book*, St. Martin's, 1998
29. "What Every Woman Needs to Know: Health for Life", *Newsweek* Special Edition, 1999

16. Department of the Health and Human Services, Food and Drug Administration, "Guideline for the Study and Evaluation of Gender Differences in the Clinical Evaluation of Drugs", *Federal Register*, Vol.58, No.139, 1993
17. Vivian W. Pinn, "Commentary: Women, Research, and the National Institutes of Health", *American Journal of Preventive Medicine*, Vol.8, 1992
18. Department of the Health and Human Services, Food and Drug Administration, "Women in Clinical Trials of New Drugs: A Change in Food and Drug Administration Policy", *New England Journal of Medicine*, Vol.329, 1993
19. Judith H. Larosa, "Gender Bias in Biomedical Research", *Journal of American Medical Women's Association*, Vol.48, 1993
20. Vivian W. Pinn, "The Role of the NIH's Office of Research on Women's Health, *Academic Medicine*, Vol.69, 1994
21. Louis Harris and Associates, *The Commonwealth Fund Survey of Women's Health*, the Commonwealth Foundation. New York, July 14, 1993
22. Lurie N Slater J, McGovern P, et al., "Preventive Care for Women: Does the sex of physician matter?", *Journal of Women's Health*, Vol.2, 1993
23. World Health Organization, *Women's health: towards a better world, Report of the first meeting of the Global Commission on Women's health*, Geneva, WHO, 1994
24. Gertrude Mongella, "Global Approaches to the Promotion of Women's Health", *Science*, Vol.269, 1995
25. International Bank for Reconstruction and Development, *World Development Report 1993: Investing in Health*, Oxford University Press, 1993

参考文献

1. 松本清一『性の権利、生殖の権利とは何か』より「性と生殖の権利に関するIPPF憲章（日本語訳）」1997年
2. 大沢真知子『新しい家族のための経済学　変わりゆく企業社会のなかの女性』中公新書　1998年
3. 『男女共同参画白書　平成13年版』内閣府　財務省印刷局
4. 我妻尭『リプロダクティブヘルス』南江堂　2002年
5. 早乙女智子訳『避妊ガイドブック』文光堂　1999年
6. 堀口雅子『低用量ピル適正使用マニュアル』じほう社　2000年
7. 性と健康を考える女性専門家の会　女性の健康シリーズパンフレット「ピル」、「STD」、「HRT」、「尿失禁」、「乳がん」2000年－2002年
8. ジョン・ギルボー著　早乙女智子監訳『ピル博士のピルブック』メディカルトリビューン　2001年
9. 芦田みどり「女性のための保健医療改革」社会保険旬報　1999年；No2016
10. 性と健康を考える女性専門家の会「ピルと女性の健康」検討資料　1998年
11. United Nations, Program of Action, *Reproductive Rights and Reproductive Health: Proceedings of the International Conference on Population and Development*; Cairo, Egypt, 1994
12. WHO 公式ホームページ http://www.who.int/
13. The Boston Women's Health Book Collective, *Our Bodies, Ourselves for the new century*, 1998
14. Public Health Service, Department of Health and Human Service, *Women's Health: Report of the Public Health Service Task Force on Women's Health Issues*, DHHS Publication, 1987
15. National Institute of Health, Division of Research Grants, *NIH Guide to Grants and Contracts*, 1987

著者紹介――対馬ルリ子（つしま　るりこ）

周産期学、ウイメンズヘルスを専門とする産婦人科医師、医学博士。
ウイミンズ　ウエルネス代表。
一九五八年　青森県生まれ
一九八四年　弘前大学医学部卒業
　東京大学医学部産婦人科学教室入局
一九八九年　東京大学産婦人科学教室助手
一九九七年　都立墨東病院へ出張
　性と健康を考える女性専門家の会　副会長
一九九八年　都立墨東病院産婦人科医長
一九九九年　都立墨東病院周産期センター医長
二〇〇一年　女性のための生涯医療センター（ViVi）設立
二〇〇二年　ウイミンズ　ウエルネスを設立。

女性の性差に着目する医学・医療は、医学・医療全体を大きく変えるに違いないと考え、女性の生涯健康に関するさまざまな情報提供、啓発活動を開始した。二〇〇二年一〇月開院の総合女性外来『イギア・ウイメンズクリニック池上』（東京都大田区池上三-四〇-三　**電話03-3753-5151**）のコーディネーターなど、都立墨東病院、東峯婦人クリニックなどでの診療のほかに、地に足のついた『女性外来』の展開のために活動している。

著訳書など――

『はじめてのオメデタ』　大泉書店
『症状からさぐる女性の病気　逆引き辞典』　婦人画報社
『妊娠・出産ケアガイド』　医学書院（共訳）
『避妊ガイドブック』　文光堂（共訳）
『STD性感染症――「もしも」「まさか」と思ったら――しっかり予防・治療・避妊』池田書店
『女性外来がよくわかる本』　リヨン社（監修）
などがある。

性と健康を考える女性専門家の会

女性の健康やリプロダクティブヘルスに関する証拠にもとづいた科学的情報の提供、教育や啓蒙、調査研究、政策提言を行っている。

会員は、全国に医師、看護師、薬剤師、教師、研究者、政治家、弁護士、ジャーナリストなど約七〇〇名。

セミナーの開設、国会議員への講義、海外の専門家との交流などを行っている。

事務局は、マネジメントから、スタッフワークまでを女性が担っている広告・企画会社である株式会社朝日エルが引き受けている。

女性外来が変える日本の医療

二〇〇二年一〇月二一日初版発行

著者――対馬ルリ子
発行者――土井二郎
発行所――築地書館株式会社
東京都中央区築地七―四―四―二〇一　〒一〇四―〇〇四五
電話〇三―三五四二―三七三一　FAX〇三―三五四一―五七九九
振替〇〇一一〇―五―一九〇五七
ホームページ =http://www.tsukiji-shokan.co.jp/
組版――ジャヌア3
印刷・製本――株式会社シナノ
装丁――新西聰明

ISBN 4-8067-1252-3 C0047

●女性のこころとからだの本

◉総合図書目録進呈。ご請求は左記宛先まで。
〒一〇四―〇〇四五　東京都中央区築地七―四―四―二〇一　築地書館営業部
《価格（税別）・刷数は、二〇〇二年十月現在のものです。》

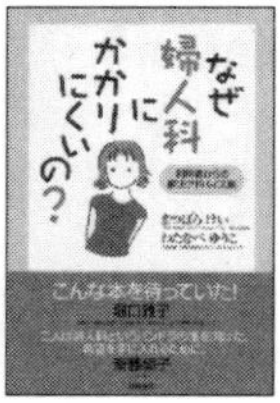

なぜ婦人科にかかりにくいの？

利用者からの解決アドバイス集

まつばらけい＋わたなべゆうこ［著］　◉2刷　一四〇〇円

からだの具合が悪くても、敷居が高くて……。嫌な思いをしたことがある。そんな方のために、患者としての体験と患者サポートグループの活動経験をもとに、安心して、納得して婦人科にかかるコツを伝授。女性医師リスト付。

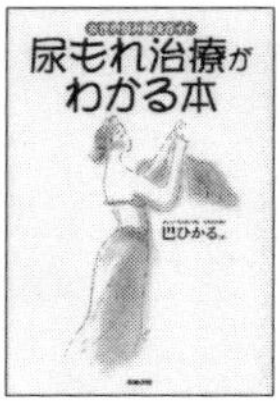

女性の悩み解決ガイド

尿もれ治療がわかる本

巴ひかる［著］　一四〇〇円

尿もれは、女性なら誰でもがなりうる、でも年だからといってあきらめる必要のない、治療できる病気です。病院への一歩が踏み出せないでいるあなたに、小さな相談相手として傍らに置いていただきたい本です。

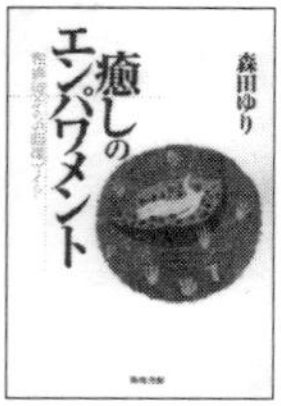

癒しのエンパワメント

性虐待からの回復ガイド

森田ゆり［著］　二〇〇〇円

癒しとは身体と感情と理性と魂の結合を求める全体性回復のために、あなたの過去の物語の飛び散った破片をつなぎあわせて再統合し、あなたの現在と未来の物語を創造することです。

（本書「はじめに」より）

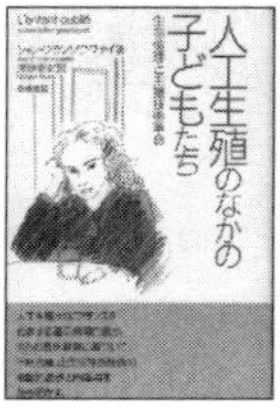

人工生殖のなかの子どもたち

生命倫理と生殖技術革命

ジャン‐フランソワ・マテイ［著］　浅野素女［訳］

一六五〇円

フランスの「生命倫理法」制定に中心的役割を果たした遺伝病専門医が、最先端の生殖医療技術とその問題点を、実在の夫婦の物語をとおして描き出す。

●医療の本

胃がん治療のすべて

「胃癌治療ガイドライン」対応版

笹子三津留（国立がんセンター中央病院外来部長）［編著］

一七〇〇円

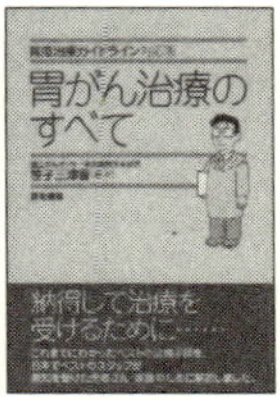

これまでにわかったベストの治療手順を、日本でベストのスタッフが、告知された患者さん・家族のために解説。主治医との相互理解、納得して治療を受けるための手引書。

家族がガンにかかったとき

笹子三津留［著］　◉5刷　一八〇〇円

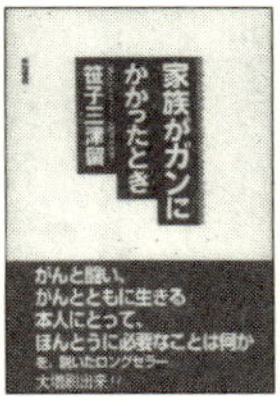

国立がんセンター中央病院で、患者の心理的側面に深い関心と責任をもって、ガン治療に取り組んでいる著者、書き下ろしの書。患者本人にとって、ほんとうに必要なことは何か、家族は何ができるのかを、あますところなく説いたロングセラー。

治せる医師　治せない医師

ラウン［著］　小泉直子［訳］　◉4刷　二〇〇〇円

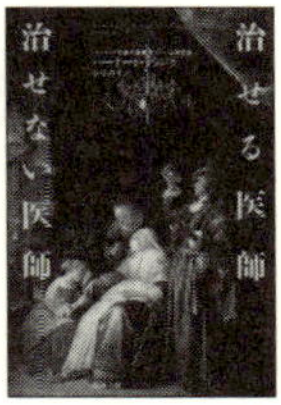

ハーバード大学名誉教授で、ノーベル賞を受賞した心臓病専門医が、アメリカの最先端の医療現場での豊富な経験をもとに、医師・医療のあるべき姿を語る。心臓病と心の問題を掘り下げ、問診の重要性と心のケアの大切さを訴え、テクノロジーに頼る現代医療を憂慮する。

医師はなぜ治せないのか

ラウン［著］　小泉直子［訳］　◉3刷　二〇〇〇円

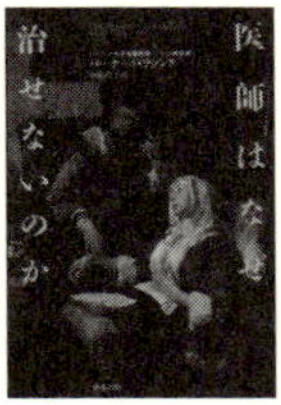

心臓学の最前線を切り開いた自身の半生を描くとともに、生と死を見つめ、不治の病を抱えた患者、高齢の患者に対する医療のあり方を提言する。アメリカ医学界の頂点をきわめた心臓専門医が、癒しとしての医療への回帰を呼びかけ、医師であることの意味を問いかける感動の書。

●築地書館の本

メディシン・クエスト
新薬発見のあくなき探究

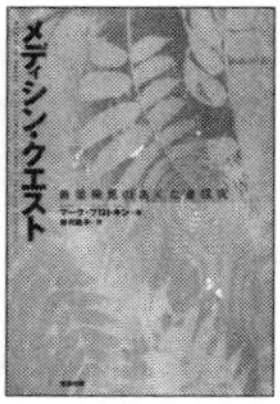

マーク・プロトキン［著］　屋代通子［訳］　二四〇〇円

新薬を発見開発する競争が世界を舞台に繰り広げられている。古代エジプトから現代のシャーマンまでの叡智から発見・開発された新薬の歴史をアメリカの著名な民族植物学者が鮮やかに描き出す薬の博物誌。

オーガニック・ガーデン・ブック
庭からひろがる暮らし・仕事・自然

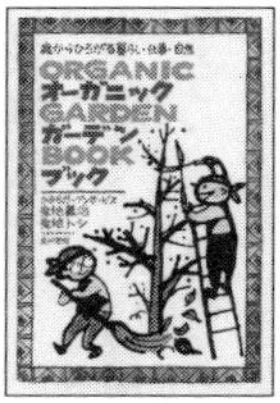

ひきちガーデン・サービス［著］　◉2刷　一八〇〇円

ドクダミ、ニンニクなどで作る自然農薬、病虫害にあいにくい植栽、自然エネルギーを利用した庭、バリアフリーガーデン……個人庭専門のプロの植木屋さんが提案する、ライフスタイルにあわせた新しい庭づくりの本。

買ってから泣かないマンション選び

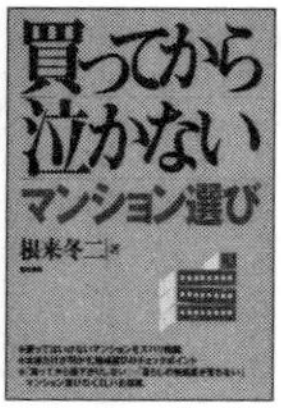

根来冬二［著］　◉3刷　一八〇〇円

「値下がりしない」＝「暮らしの快適度が落ちない」マンションの選び方。将来の買い替えを見据えた資金計画、一生の住み家としての観点から、本書だけが明かす数々のチェックポイントと照合すればもう万全です。管理組合についても、最善の策をアドバイス。

事例・判例でみるセクハラ対策

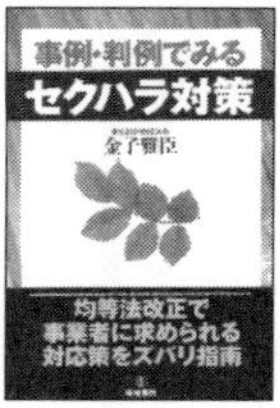

金子雅臣［著］　一八〇〇円

男女雇用機会均等法の改正法施行（一九九九年4月）にともない、企業のリスク管理に不可欠となったセクハラ対策を、東京都労働経済局のベテランスタッフがズバリ指南する。日本の現実によって解釈し、セクハラへの理解を深め、より現実的な対応策を立てるための必読書。

◎くわしい内容はホームページを。URL=http://www.tsukiji-shokan.co.jp/